CARE

Good Care,
Good Living

CARE
Good Care,
Good Living

CARE
Good Care ,
Good Living

CARE
Good Care ,
Good Living

CARE
Good Care ,
Good Living

care 23

誰？是你的第一線醫師

作　　者：邱泰源
責任編輯：劉鈴慧
美術設計：何萍萍
法律顧問：全理法律事務所董安丹律師
出 版 者：大塊文化出版股份有限公司
　　　　　台北市10550南京東路四段25號11樓
　　　　　www.locuspublishing.com
讀者服務專線：0800-006689
TEL：(02) 87123898　FAX：(02) 87123897
郵撥帳號：18955675
戶　　名：大塊文化出版股份有限公司
版權所有　翻印必究

總 經 銷：大和書報圖書股份有限公司
地　　址：新北市新莊區五股工業區五工五路2號
　　　　　TEL：(02) 89902588 (代表號)　FAX：(02) 22901658
製　　版：瑞豐實業股份有限公司
初版一刷：2012年12月
定　　價：新台幣250元
ISBN：978-986-213-391-0
Printed in Taiwan

誰？是你的第一線醫師

作者：邱泰源

目錄

序

就醫品質及健康照護新趨勢

謝博生／台大醫學院前院長

　　二代健保即將開始實施，最近民眾及媒體的注意力都集中在附加健保費及健保的財務問題，其實，全民健保的醫療品質，及健康照護的提供方式，同樣值得大家關注。

　　依照新修正的全民健保法規定，未來健保應實施「家庭責任醫師」制度，這是讓全民健康保險邁向永續經營以及提升醫療品質、撙節醫療資源浪費的一項非常重要的規定。在政府規劃推動這一制度的關鍵時刻，邱泰源教授為了讓一般民眾了解家庭醫師的角色、功能及重要性，特別費心撰寫本書，我能為本書寫序，深感榮幸。

　　二十年前，我在台大醫學院推動醫學教育改革，建構科學與人文並重的醫師培育模式，邱泰源教授是改革工作團隊重要的一員。他協助社區醫學教育推展，得到很好的成效，當年台大的醫學教改能夠順利進行，邱教授是重要

的推手。後來，台灣發生九二一大地震，邱教授在震災後立即投入社區醫療群的模式建構工作，爲提供良好的基層醫療服務與建立家庭醫師制度而努力，也做出重要的貢獻。

　　社區醫療群的設計理念，是讓基層的第一線醫師與社區醫院做緊密的結合，落實雙向轉診，爲民眾提供整體性的健康照護，並撙節健保醫療費用。SARS 疫情後，社區醫療群模式獲得健保局採納，以「全民健康保險家庭醫師整合照護計畫」在全國各地試辦，十年來不斷改善缺失，目前此一模式已經成爲二代健保建立家庭責任醫師制度的基礎，邱泰源教授在此一過程中付出了極大的心力，令人敬佩。

　　台灣已經進入高齡化社會，在人口老化、慢性病盛行的社會中，每個家庭不僅要有家庭醫師，還要有健康服務中心，人民有權從那裡獲得可能需要的所有建議和幫助，而家庭醫師也會與社區中的健康服務中心合作，共同維護民眾的健康。

　　邱泰源教授在擔任台大醫學院家庭醫學科主任期間，就以前瞻性的眼光及宏觀的視野，提出「全人、全家、全

社區照護」的教育理念來培訓年輕醫師。他接任台灣家庭醫學學會理事長之後，更秉持此一理念，在醫界積極倡導家庭醫師制度。

目前，「全人、全家、全社區照護」的理念，不但在醫學教育界得到普遍的認同，也獲得政府及醫界的支持。但是，要將此一理念透過家庭醫師落實於國民的健康照顧，仍需要民眾能夠了解、接受及支持。

本書從民眾的角度，探討就醫時面臨的困惑及接受醫療過程中所遭遇的困境，並提出適當的建議及指導，書中內容將第一線醫療照護相關的實務與學理，用通俗易懂、引人入勝的筆觸加以闡述，非常有助於讀者了解家庭醫師制度的內涵，對個人及家庭求醫問診的優點以及健康照護的新趨勢。

相信本書的出版，必定能讓民眾更願意接受家庭醫師的照顧，並支持家庭責任醫師制度的建立，讓我國的健康照護體系，能夠更適當地因應高齡化社會的需求，讓國民的健康福祉獲得更進一步的提升。

推動 CPR 搶救醫療體系

李明濱／中華民國醫師公會全國聯合會理事長

　　本人在醫師公會全聯會服務，始終念茲在茲的是推展醫療三大核心價值，即是：

- 人文關懷為基礎。
- 專業創新為核心。
- 品質安全為依歸。

　　期許在人文關懷的基礎上，建立優質的醫療與就醫環境，讓所有民眾都能得到最妥善的醫療照護。

　　本會秘書長邱泰源教授，與我均服務於台大醫學院，長久以來從醫學教育的改革、醫療體系的重整、人文關懷的推動，可以說是合作無間。

　　自從本人進入醫師公會體系服務後，更一起追求建立以病人為中心、家庭為單位、社區為範疇的專業醫療體系，對醫界行醫環境的改善，民眾就醫品質的提升而努

力。

目前台灣醫療體系的危機根源有二：

一、健保總額的框架下，資源不足，每年要以鉅額的不足來努力，因此必須開源節流。

二、台灣是全世界醫療糾紛、刑事訴訟最高的國家：在相關的法律制定上，以及醫病溝通的努力上，可再進一步。

本人也提出針對上述危機的處方，即為 CPR：

C，是 Collaboration（競爭合作），醫療是跨團隊，因此必須與團隊專業人員相互尊重、協調與合作。

P，是 Proactive（主動積極），過去全聯會與專科醫學會都在政府政策之下做因應變化，除了配合政策推動外，更重要是需要累積實際的數據與經驗，反映給政府，最主要的必須主動、積極，來找出更有創意的解決方案。

R，是 Reach-out（往外伸展），醫界畢竟資源有限，因此必須和其他社會團體，甚至企業、法律、會計、經濟等學者來共同合作，期望以 CPR 來拯救目前面臨崩潰的醫療體系。

邱教授目前擔任台灣家庭醫學醫學會理事長，多年來

為追求醫院與基層均衡的醫療體系而努力，尤其長期在家庭醫學教學服務與研究的貢獻，更是令人敬佩。邱教授致力於家庭醫師制度的推展，並貫徹以病人為中心、家庭為單位、社區為範疇的理念，期許民眾有良好的第一線醫療守門員，其成效有目共睹。

欣聞邱教授與所領導的家庭醫學醫學會的專業團隊，站在人文關懷的立場，以一般民眾為對象，編著了《誰？是你的第一線醫師》一書。希望協助讀者能得到高品質的醫療照護，同時也希望讓醫療體系得以正常發展，期使健保困境能夠解決，讓台灣更能永續，精神令人敬佩。

本書主要目的為幫助民眾能有最具效率、最安心的就醫途徑，希望民眾能夠體認擁有家庭醫師的重要性，同時也希望民眾能夠了解，政府與健保局全力推動家庭醫師制度的政策。

書中每一個章節與主題，都是從民眾的立場上來探討，有實務經驗及學術根據，內容生動活潑。民眾可在興趣盎然當中，無形中吸收了重要的醫療常識以及自我照顧的知能。讓自己以及家人在面對未來老化的社會，更能夠增強自我照護能力與正確的求醫途徑，而確保自己的健康

得到最好的保障。

　　同時也可以讓醫療費用減到最低，對民眾、醫界以及國家可達到三贏的狀況。因此，本書實爲難得的醫療保健書籍，藉由本書的發行宣導，相信能夠呼應本人所提出的「推動 CPR 搶救醫療體系」的策略，共同解決目前醫療體系的困境。在此特別推薦本書的發行，所有的民眾都應一讀再讀。

家庭醫學與時並進

陳慶餘／台大醫學院家庭醫學科教授

　　第一線醫師指的是擔任基層醫療的醫師，也是民眾健康守護的醫師。台灣自日治時代開始，從事醫師這一行業為社會的菁英，有著優良在地開業醫師的傳承與使命。

　　當醫療資訊與科技快速發展，醫療專科分科的趨勢下，為呼應社會需求，在醫療體系分工上需要一種以病人為中心的全科醫師，擔任第一線服務的專科醫師，就是家庭醫師；訓練家庭醫師的醫療科部稱為家庭醫學。

　　台灣在大有為政府帶領之下創造了經濟奇蹟，同樣地在基層醫療改革上，也帶來了在華人世界的醫療奇蹟，其中的關鍵是推動家庭醫師的養成教育，成為今日大陸全科醫學教育的學習典範。

　　回顧台灣家庭醫師的歷史發展，可分為三個階段：

　　第一階段是偏遠醫療時期：台大醫院於 1979 年成立

家庭醫師訓練計畫，支援台北縣貢寮鄉澳底保健站，結合公共衛生及醫療服務，滿足了偏遠地區民眾就醫的需求。其後政府在偏遠地區的衛生所，普設群體醫療執業中心。以BOT模式，配合人事及會計法規的鬆綁，全面解決偏遠地區的醫療保健需求，為醫療網的建立及全民健保的實施，奠定了基礎。

第二階段是社區醫療時期：台灣隨著經濟發展，民眾醫療需求增加，1995年全民健康保險實施後，論量計酬給付的方式，帶動了醫院醫療的蓬勃發展，過度分科化的醫療，導致基層醫療的萎縮，民眾得不到完善的照顧。健保局2003年推動「家庭醫師整合性照護制度」，強調基層醫師與醫院合作的共同照護模式，落實「全人、全家、全社區」的三全理念。

第三階段是全民醫療時期：2011年戰後嬰兒潮世代步入老人，台灣正邁入高齡化社會，即將開辦的二代健保法，明文規定推動家庭責任醫師制度。做為現代化的國民，不能沒有家庭醫師的時代已將到來。本書的出刊，有助於全民接受家庭責任醫師的服務。

作者邱泰源教授，是台大醫院家庭醫學部第七屆結業

的住院醫師。接受完整的專科醫師訓練後，至台北縣金山鄉衛生所擔任主任，隨即被延攬為台大醫院家庭醫學部的主治醫師，期間曾赴日本東京大學進修。目前是台大醫學院家庭醫學科教授，擔任台灣家庭醫學會理事長、醫師公會全聯會秘書長、台大醫學院三全辦公室召集人，可說是家庭醫學界菁英中的菁英。

本書將帶領讀者了解基層醫療照護的好處，並鼓勵民眾與開業醫師，結成健康照護的夥伴關係，教導民眾自我照護、預防保健、做好慢性病管理，並在台灣健保制度及全民健康政策下，衷心擁護本土化家庭醫師制度。

期待台灣每一個家庭，都擁有自己的醫師（every family a doctor），安心在社區健康成長、安養終老。

特以為序。

擁有家庭醫師
是你我健康的基本權益

邱泰源／自序

　　對你我而言，當生病的時候，會希望能有最有效率、最安全的就醫途徑，在醫護人員的照護下，重新擁有健康。

　　世界衛生組織（WHO）的實證研究結果：
　　良好的基層醫療服務與家庭醫師制度，不但可促進醫療可近性與公平性，更可減少醫療費用，減少各種疾病的罹患率與致死率。實務推展家庭醫學的理念，各國醫療體系發展，亦得以永續。

　　台灣的二代健保法，也提出家庭責任醫師制度，這是邁向健全醫療體系的契機。醫界除了追求醫院與基層均衡的醫療體系外，也期盼藉由推展全人、全家、全社區照顧

的理念與服務模式，讓大家更能了解並欣然接受家庭醫師制度，畢竟擁有優質家庭醫師是每位民眾的基本權益。

目前台灣醫療體系的主要困境是：

醫療過度專科化、大家在社區不易找到家庭醫師、健保經費不足、老化問題嚴重、醫療爭議不斷。若有完整規劃的家庭醫師制度，就可以解決掉大部分的困境。

如此一來，不但可以讓你我有效率的得到安心醫療照顧，同時也可以節省許多健保資源的浪費。由於家庭醫師制度，強調醫病關係及人文關懷，在醫療爭議方面也可減到最低。家庭醫師制度的落實行，對步入高齡化的台灣老人們，在身心靈健康照顧上，會更貼近在地老化的所需。

家庭醫師制度，除了醫界本身要能攜手合作外，大家普遍的支持、認同參與最為重要！因此我在寫這本書時，以多年來門診病人及家屬，常碰到抱怨、疑問，來探討就醫時所面臨的困惑、醫療照護常見的困境，該如何獲得好的解決作為書寫的前提，希望醫病間能因了解、溝通，達成正面的就醫共識。

　　大部分健康醫療書籍，多以器官或疾病為導向，而本書則是以「全人」與「體系」為方向，希望對台灣目前的就醫困境有所幫助，大家能因了解基層醫療與家庭醫師，而多份就醫選擇。以人為中心，家庭為單位、社區為範疇的家庭醫師理念，醫病關係多了份「厝邊頭尾」的親切與信賴，不是也很好嗎？

　　匯集多年家庭醫學界的本土研究、照護經驗而成的這本書，每章節的主題，都是大家就醫時最常遭遇的困境。除了實例經驗外，也有以學術基礎做簡明闡述，希望能讓讀者朋友們在興趣盎然下閱讀。

　　書內容包含著來自台灣四萬四千位醫師們，每天與他們的病人有一百萬人次的接觸互動，所累積下來的本土經驗。不管過程是有所成或不盡如人意，都是大家所共同經歷的，我們非常珍惜；並希望把這樣的經驗，加上學術基礎，與全民共享一個明天會更好的就醫環境願景。

　　書能付梓，感謝台灣家庭醫學學會先進幫忙提供寶貴資料，包括李汝禮醫師、張必正醫師、蘇世彬醫師、陳晶瑩醫師、李智貴醫師、黎家銘醫師、張皓翔醫師、彭仁奎醫師、李雅萍醫師、張炳勛醫師等專科醫師的協助，家庭

醫學會出版的各類專業書籍，也有擷取部分內容以親切易懂方式呈現。特別感謝大塊文化劉鈴慧主編的費心籌劃與編輯，助理林瑋苹小姐的大力幫忙。

祈望這本書，能協助大家得到更順心的就醫環境，祈望步入高齡化社會的台灣，健保可不至於崩盤，醫療體系得以更加均衡堅固，進而永續！

第一章

整合專科醫療的家庭醫師

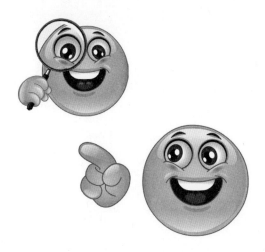

好難懂的醫療過度專科化

「前幾天去看高血壓的門診，最近老覺得下腹痛，想順便問醫師一起治療，結果他叫我去掛腸胃科。」

「看了腸胃科說沒問題，醫師叫我去看婦產科。」

「看過婦產科說沒問題，又叫我去看泌尿科。」

「一個不知道怎麼了的毛病，跑了四趟、看完四科，花了好多時間等門診、等檢查、等報告，不舒服卻沒有明確的解決，搞得我緊張兮兮，還是覺得下腹痛沒好。」

這樣的抱怨，想必大家都不陌生！

 看病不知道要掛哪一科

雖然國內的醫療院所，為了解決我們「看病不知道要掛哪一科」的問題，非常努力地提供各種從「疾病」或「症

狀」選擇科別的方法，但是大家卻往往越看越迷糊。畢竟光是一個肚子痛就可能涵蓋了內科、外科、婦產科、精神科等等不同的科別，沒有整體性的專業評估，你我又如何能做正確的選擇？

專科醫師制度引自西方先進國家，專科醫療的細分化的確可以提升醫學技術發展，但醫學的精專與艱深，卻不是靠單純的衛教常識宣導，就能讓大家熟門熟路的找到自己想看或該看的科別醫師。

 生病時到底要看哪一科

當我們有任何健康問題時，醫師或醫療團隊是否可提供完整的第一線照顧？這才是就診選擇的重點。當不舒服剛發生症狀時，往往是未明朗化的健康問題，如果能有周全性的評估與處理，將是面對未來疾病處理的最佳保障。

舉個例子：

有個來就診的病人，向醫師抱怨上腹部不舒服，但醫師怎麼查都查不出原因，也沒有其他的徵候來幫忙做一個確定的診斷。

「你自己覺得不舒服的原因是什麼？」醫師問。

「我很擔心我是不是得到肝癌？因為我一個好朋友在三個月前突然發現得了肝癌，還已經到末期，很快就過世了。」有此驚嚇，病人成天疑神疑鬼，很擔心「自己是否也罹癌」？

如果這位醫師沒有對病人的求醫行為（Behavior）中的「自我認知為何」，做進一步追問的話，恐怕想破頭也難以對症下藥。所以第一線醫療能有周全性的評估與處理，是對大家的健康最佳保障。

家庭醫師提供的健康照護包括：

● 急性問題（Acute problems）處理

不舒服的問題，不論是頭痛、流鼻水、喉嚨痛、胸悶，或任何急性外傷等等，一定會先評估儘快處理。

● 求醫行為（Behavior）追蹤

了解病患因健康問題，曾到哪些地方就診，收集這些資料，才能更有效診治病人。同時在行為科學方面，也能了解病人對這樣的急性問題，自我認知是什麼？比如很多病人會東猜西疑的自己嚇自己。

● 慢性健康問題（Chronic illness）評估

　　即使病人來主訴的是急性健康問題，醫師會詢問病人還有哪些慢性病的問題，譬如：高血壓、糖尿病、憂鬱症⋯⋯等；因為這些問題都可能與急性不舒服相關，因此必須抽絲剝繭了解病人原有的慢性病有哪些，配合急性症狀，提供整體性評估與處置照護，才不至於頭痛醫頭，腳痛醫腳。

● **疾病預防與健康促進（Disease prevention and Health promotion）**

　　現今很多疾病與生活型態有很大的關係。優質的醫療照顧，必須評估目前的疾病與生活型態是否相關？除了要給予疾病預防的建議外，家庭醫師也會指導大家如何改變生活型態，讓疾病可以儘量在最少用藥情況下，得到更多的改善。

　　家庭醫師針對這些健康需求，提供完整的照顧，對社區的民眾可建立第一線最好的健康照顧屏障。特別是當我們就診卻不知道該選擇哪一科時，先就近在社區找有家庭醫師訓練的診所更為適合。

　　若是習慣在醫院就醫，但是不曉得該看哪個專科或次專科時，如果能先到家庭醫學科做整體性的評估，一樣可

以得到第一線的健康諮詢建議。照理說，醫師問診應有時間與病人多問答互動，彼此信任關懷，但以目前台灣陷入就醫環境紛爭不斷之際，醫病關係緊張、彼此動輒防衛猜忌，令人不勝感慨欷歔。

 會診拼圖

提起會診，病人直覺想的是：

「我的病八成不妙了？」

「多找個人來幫我看病？醫師是怕自己萬一被告，也多個人幫忙背書吧？」

有時醫師開出的一張「會診單」，會造成病人莫名的困惑擔心，是否自己的身體又有了其他毛病？若想進一步先追問開單的醫師，他很可能會回答：「等那邊的報告出來再說。」病人就得坐立難安緊張等待，會診結果出來前，每天驚恐的過日子。

不同科別所報告出來的專有名詞，是病人無法理解的，又沒醫師能有時間統合最後報告，告訴病人他的身體狀況是怎麼一回事？該採取什麼樣的醫療對策因應？或者

還能有什麼不一樣的就醫選擇？

　　各科醫師站在各科角度，用各科習慣的專有名詞去解釋，這是病人對會診產生的困擾和憂心忡忡，這樣的會診，其實並沒解決病人的根本問題，反而造成更多疑惑，卻又無法找到一位醫師肯花時間花心思來向病人完整解釋。現在明文規定，病歷只要申請，病人是可以帶走的，如果你有位信賴的家庭醫師如朋友般，可請他幫忙評估，究竟要尋求哪方面的專科來做後續的處置，才是最有效率的診療。

　　根據國外的統計，一百個到社區醫院與家庭醫師診所就醫的病人，大約有 2% 需要轉診到進一步專科或次專科診療。目前，國內在雙向轉診方面有嚴格的要求與訓練，大家不必擔心家庭醫師在轉診方面會有延遲的現象，而家庭醫師都相當了解後續轉介有哪些資源，如果可以都經過家庭醫師的第一線處理，會是減少奔波、有效率的就醫過程。

　　美國有一位家庭醫學科的資深教授，某次為了他的病人去參加一場癌症治療的個案討論會。在會議中一位癌症專科醫師好奇的問：「您怎麼會想要來參加這場癌症治療

的討論會？」

　　教授回答：「我有個病人，從年輕開始就是我在照顧他的健康，我相當清楚他個人的疾病史、生活習慣、家庭狀況。他雖然現在得到癌症，正尋求癌症專科的治療，但是我最清楚他的心理、情緒、家庭的壓力。癌症治療後續的照顧，包括副作用的解釋等等，甚至有一天病人到生命末期時，他的安寧緩和醫療照護都必須是由我來提供幫忙，所以我要來參加這次癌症治療討論會，相信對我的這位病人，在病情與照護方面，應該會有很大的幫助。」

　　很令人感動的一位「有心」家庭醫師，不管病人生了什麼病，他都因長年照顧的一份情誼，盡所能的幫助病人，即便是重病中，能如何減緩病人痛苦，讓生活過得有品質；這位家庭醫師都念茲在茲。

　　同樣的，我們的家庭醫師在將病人轉介出去後，依然會與接受轉介的專科醫師互動，等病人到專科或次專科就醫後，如果還需後續的醫療，回家後家庭醫師會接手，對病人而言，可以安心調養，少掉許多耗費體力與時間的奔波回診。

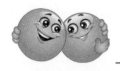

健康照護新趨勢，社區醫療

目前世界各國健康照護的趨勢，都追求民眾能夠在自家的社區，就可得到良好的照顧。根據世界衛生組織針對 111 篇的實證研究論文整理與分析後發現：

如果一個國家的醫療體系重視基層醫療，也就是民眾的就醫，都能夠先到社區尋求基層醫療的照護，那麼這個國家的疾病罹患率與疾病死亡率都會降低，不但能夠節省醫療費用，並可提高民眾的健康水準。

世界衛生組織也提出，未來的健康照護新趨勢，使得強調「全人照顧」、重視「全家」、「全社區」照護的家庭醫師更顯現出重要性。這樣的趨勢包括：

●從著重醫院醫療轉回著重基層醫療

過去各個國家競相設立醫院，強調醫院的專科與次專科醫療，不可否認這對某些醫療成效確有改善，但是

民眾的健康問題需要整體性的照顧，而醫院大概只提供片段性的照顧，不足以提供民眾完整的照顧。

所以如果能夠在社區有一個固定、長期提供照顧的基層醫師，對大家的健康就能有更周全性的照顧，除此之外，也可減少許多不必要的醫療費用與社會成本。

●由專科醫療轉回到社區照顧

過去太強調次專科，它只能提供片段性的照護，如果能夠在社區醫療體系，先對民眾做好一般性的健康評估以及整體性的處置，加強社區居民自我照護能力，有必要時再轉給專科醫師，這對全民連續性的健康照護會更加有效率。

●所有的健康問題應與社會文化結合

生病的原因相當多元化，應考量病人生活所在社區的社會文化觀，如此才能進行有效的醫療決策，給病人更完整的照顧。

家庭醫師除了看感冒、肚子痛還會看什麼

　　人體的組成結構與功能非常的複雜，很多看起來像是感冒的人，其實並不是感冒。

　　例如咳嗽的原因，除了感冒之外，也可能是過敏性鼻炎、氣喘、胃食道逆流、呼吸道腫瘤、藥物或心理因素等所引起。在症狀十分不明顯，立即高科技檢查也並非必要的情形下，如何能迅速的決定初步處理的方式、後續追蹤修正診治的方向，好讓病人獲得最安全、且有效益的健康醫療照護？

　　這也是我為什麼，極力向各位讀者朋友解釋：「每一個人在平常就該有自己第一線醫師──家庭醫師」的用意所在。

基層醫師土地公

在台灣，不乏有些基層開業醫師，長年看顧一家老小的健康，從阿公阿嬤到小孫子三代人，就像護佑著一家人健康平安的土地公。

老一輩的人都有過這樣的經驗，小時候在鎮上總會有全能的診所醫師；這些醫師通常是無所不能，從看小感冒、拉肚子、皮膚病，到接生、小手術什麼都得會。在那個年代，醫師和患者的相處模式，接近於朋友或是親人，這樣的行醫模式，就有家庭醫師的縮影存在。

而今受過專業訓練的家庭醫師，其實基本的內、外、婦、兒和一般常見疾病，都可以周全診治，大多能同時給予治療。有些人有神經衰弱、情緒障礙等心理疾病，也可以整體性診治。

除了疾病治療外，家庭醫師更擅長預防醫學與衛教諮詢，有任何健康問題、用藥問題、預防注射、健康篩檢，都可以請教他們。如果有自己的家庭醫師，彼此尊重相處如朋友，即便沒有生病，對身心健康有所疑惑時，也可以

找家庭醫師諮詢。

　　由於台灣的醫院林立，不論是北中南都會地區，現在的基層開業醫師雖然少做接生或是手術，但是家庭醫師的養成還是需要接受許多科的訓練，所以在社區可以診療的項目非常多元，特別是在台灣步入高齡化之後，個人的慢性疾病如高血壓、糖尿病、心血管疾病等的追蹤、用藥，及疫苗注射、子宮頸抹片檢查等疾病預防方面，都可做得比醫院落實。

 流行性疾病攻防

　　第一線醫療，很容易面對到各種流行性疾病，家庭醫師會掌握先機通報處理，提醒看診病人與家庭預做防範，比方惡名昭彰的腸病毒：

　　腸病毒名字來自它的傳染途徑，可以經由腸胃道、水或食物的污染，以及處理病人排泄物後沒徹底洗手而傳染；同時也很容易透過呼吸道（飛沫、咳嗽或打噴嚏）、接觸病人的分泌物而受到感染。台灣在 1998 年第一次記錄到腸病毒感染流行，當時約有十萬名通報病例，是最嚴

重的流行，其中重症病例 405 人，死亡病例多達 75 名。

之後在 2000 年、2001 年及 2008 年各有一次流行，每次都造成數百例重症，及數十例死亡。腸病毒可以感染大人與小孩，但在大人身上症狀常常不明顯，甚至沒有症狀，但是仍然具有傳染力。腸病毒感染的潛伏期約 3-5 天，在潛伏期、發病中、痊癒後數週都持續有傳染力，因此非常容易造成流行。

在校園、幼稚園和托兒所中，因爲症狀明顯又有群聚性，時常造成家長的恐慌。腸病毒常見的症狀包括手足口病及疱疹性咽峽炎，手足口病患者會在手掌、腳掌、膝蓋與臀部周圍會出現稍微隆起的紅疹，疹子的頂端大多有小水泡，口腔也會有潰瘍；疱疹性咽峽炎患者大多會發高燒，在口腔後部出現水泡，然後很快地破掉變成潰瘍。此時因爲潰瘍疼痛，小孩常常不願意吃東西甚至喝水，此時可以讓他吃冰涼的食物，如冰淇淋等，加上口內膏來加強止痛。

腸病毒一般並不可怕，可怕的是它造成的重症！最常造成重症的是腸病毒 71 型，最容易變成重症的是 0-5 歲、出現手足口症狀的嬰幼兒。有些病例的手腳皮疹十分細小

且不明顯，要非常仔細觀察。除了手足口病之外，重症前兆病徵包括：嗜睡、煩躁不安、意識改變、活力不佳、頸部僵硬、手腳無力。

以腸病毒併發重症的表現來看，雖然無故驚嚇或突然間全身肌肉收縮，正常兒童也有，但若發作數次的頻繁，不管是白天清醒時或深睡入眠時，也會出現無故驚嚇、突然間全身肌肉收縮則為異常。若再加上持續嘔吐、發燒、呼吸急促或心跳加快時，就一定要趕快就醫，因為代表腸病毒可能已經侵犯中樞神經系統。

重症症狀多半在發病後 3-7 天出現。因此發病的前期，特別是手足口病，醫師與家長一定要仔細衛教及追蹤。腸病毒沒有特效藥，只能採取支持療法，絕大多數患者會自行痊癒，一些新型抗病毒藥，目前仍在初期試驗階段，離實際投產使用還相當遙遠。既然沒有好的治療方式，預防就顯得很重要了。

流行期間應該勤洗手、保持通風及環境清潔，避免出入人太多的公共場所，不要與病人接觸，若是有感冒的症狀趕快就醫。吃母乳的孩子比較不會得腸病毒，若是小朋友生病，儘量請假在家，出入都應戴口罩，小心處理大便

和口鼻分泌物。若是家中有第二個病人，因為接觸的病毒量往往較高，常常症狀都會比較嚴重，更應該提高警覺。

乾洗手和酒精消毒液對腸病毒是無效的，要使用漂白水才能有效消毒，可用 10-20cc 市售的家庭用漂白水，加入 1 公升之自來水來做家庭消毒劑擦拭。越是人口密集的地區越容易形成傳染病的溫床，台灣剛好就是這樣的地方。

從 1998 年的流行以來，國人對腸病毒的警覺性提升，治療重症的經驗也日趨成熟。但腸病毒重症到死亡時，常發生在住院的 24 小時之內，讓醫師們措手不及，因此基層醫師看診時的提高警覺，早期診斷、轉介和衛教，是非常重要的第一線把關。

家庭醫師在流行性疾病傳染期，可提供的照顧包括：
● 提供診治

流行性疾病，除了腸病毒外，社區型肺炎、流感、肺結核、結膜炎、腸胃炎……都可提供診治。

● **疫苗施打**

肺炎鏈球菌、輪狀病毒、流感疫苗等，基層醫師都可就近施打，落實預防勝於治療。

● **傳染性疾病的全家照顧**

部分疾病如肝炎（B 肝或 C 肝）、流感、腸病毒等等，常有一人得病全家感染的風險，家庭醫師在防範上，會多有提點，維護家人儘量不受波及。

● **社區疾病的防治**

許多家庭醫師同時具有公共衛生與流行病學的訓練，可爲整個社區疾病的防治，提供專業的意見。

 慢性病管理

在日益高漲的慢性病醫療支出壓力下，美國於 1980 年代晚期，興起「疾病管理」的新照護模式。

起初只是針對醫療的高利用者，提供某些加強性的追蹤與服務，後來結合實證醫學與成效管理，發展爲對罹患某疾病的一群病人，依疾病的過程提供前瞻性、有組織及周全性的整合性照護，期許能降低醫療使用與成本，並有

效改善慢性病人健康與照護。

　　國際上目前已針對越來越多疾病，發展出疾病管理計畫，例如：糖尿病、氣喘、心臟衰竭、愛滋病、高血壓、慢性阻塞性肺疾、憂鬱症、精神分裂症、乳癌等等。各疾病管理計畫發展條件，通常是該疾病對社會或個人，造成重大醫療支出負擔，而其醫療品質有相當的改善空間，並且已經有實證基礎的治療指引，知道如何做，可以改善品質和預後，有適當並可測量的品質與成效指標、能在短期如三年內，達到節省成本的目標。這是我們的健保制度，該思考學習的項目之一。

　　「慢性病照護模式」（The Chronic Care Model）是1998 年由 Wagner 等人所提出，以基層醫療為基礎，提升慢性病照護能力的疾病管理系統性架構，來因應全球的慢性病威脅。六個基本元素是：對病人自我管理的支持、決策支援、臨床資訊系統、照護系統設計、健康照護組織，以及社區資源與政策。目前國內家庭醫師可執行各項醫療給付改善方案，包含糖尿病、高血壓、腎臟病、氣喘、B 型 C 型肝炎等慢性病管理，並提供更優質的照護服務。

　　世界各國的家庭醫師，在慢性病防治中最重要，因為慢性疾病不是只靠「藥物」因應對治，生活型態的改變、健康行為的促進，以及對疾病的認識，才能真正減緩疾病的病程，減少重要器官的傷害。

　　家庭醫師介入慢性病人的個案管理，會提醒病人定期回診追蹤，可及時發現和處理其他合併症，例如糖尿病病人的外傷處理、高血壓病人的頭痛、失眠、胸悶，是全人的照護範圍，其實病人是不用奔波在不同專科間繞來繞去，大多可一併處理，即便有急重症發生時，家庭醫師也會幫忙安排轉診。

 婦幼健康的照護

　　接受過一般婦產及小兒科專業訓練的家庭醫師，在婦科、小兒科醫師流失的地區，可提供一般相關疾病的診治，特別是小兒科就診，占家庭醫師就診的三到四成。

　　在婦幼預防保健方面，家庭醫師可提供子宮抹片、育齡婦女德國麻疹疫苗施打、子宮頸癌（HPV）疫苗施打、

產婦疾病與用藥諮詢、懷孕過程中所需營養與產檢結果的討論，及兒童生長發展評估。同時婦女因爲懷孕的心理變化，例如身材變形、產後憂鬱等心理支持，也是家庭醫師的輔導範疇。次外討論生育計畫，調節生育、避免意外懷孕；甚至新手父母的育兒知識，也可與家庭醫師討論。

值得一提的是青少年醫療健康照護，很多人都不知道家庭醫師也可助一臂之力。在美國，青少年就醫中有35%是由家庭醫師診治，另有23%由小兒科醫師擔任，在基層醫療，小兒科醫師也常擔任家庭醫師的角色。家庭醫師提供持續性照顧，以家庭爲單位的照顧，及以預防醫學爲導向的照顧中，比較有機會去接觸和幫助較多的青少年人。

事實上，相較於小兒科或婦產科專科醫師，青少年更樂於向家庭醫師求教或尋求幫助。雖然青少年人較其他年齡層就醫率低，這並不表示青少年的健康問題，也眞正如此般低，青少年多半有心理社會面問題，只是基於私密性、上學、經濟和醫療資源等問題而較少主動就醫。

家庭醫師既然有較多的機會看到青少年病人，青少年又能自然地與家庭醫師相處，很多國外的家庭醫師會把握

每次接觸的機會，幫青少年做機會教育，評估發育過程的身心健康、衛教、諮商與診治，使青少年不至於因羞澀，成為社會中缺乏適當醫療保健照顧的弱勢族群。

台灣原沒有歐、美等國，針對青少年需求所設立的青少年門診，但自 1993 年一月起，由中山醫學大學家醫科的李孟智主任提出「青少年保健門診計畫」，經衛生署核准並逐年推展至全國各醫療院所，2005 年國健局共獎助 54 家青少年保健門診，4 處青少年保健中心，這些保健門診或中心，大多由家庭醫學科醫師負責營運。

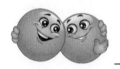

青少年懵懂的身心健康

　　青少年較少主動就醫，但不表示青少年不關心自身的健康。美國的資料顯示：近40%青少年常想到健康問題，另有20%青少年經常擔心自身健康狀態。

　　如果能有家庭醫師，讓青少年從小就習慣和這樣一位「醫師叔叔」亦師亦友，建立信賴與尊重，有些父母不知道該怎麼說、說不出口的健康教育，比如安全性行為、抽菸、喝酒、藥物濫用等，家庭醫師可是能幫得上大忙的。有關青少年的預防保健照護，家庭醫師至少在青少年前、中、後期會各做一次評估；特別是在預防注射方面：

● B 型肝炎疫苗

　　因國內 B 型肝炎盛行，對於 B 型肝炎抗體呈現陰性反應者，經衛生署肝炎防治委員會決議：當事人可自費補接種一劑疫苗，一個月後仍未產生足夠抗體，應該

完整接種三劑。

● 破傷風疫苗、減量白喉疫苗

青少年期宜追種一次破傷風、減量白喉疫苗（Td），以後每十年一次追種即可。

● 人類乳突病毒（HPV）疫苗

以十五歲前，尚未有性行為的女孩為最佳施打對象，以收預防子宮頸癌及性病防治之效。

此外，在評估後，若發現青少年個人有特殊家族史如蠶豆症或地中海型貧血，則應予篩檢，若青少年的性行為活躍，應做梅毒血清篩檢及子宮頸抹片檢查。

打包一家人的初診

　　家庭醫師的專業範疇，就是對不需要緊急轉診到大醫院，接受特別檢查或手術治療的第一線病人，提供即時有效的健康醫療照護。

　　因此對於所有的健康問題，無論是來自家庭中男、女、老、少的成員本身，或因成員之間的互動關係，甚至源自家庭生活事件以及社區環境因素，都是家庭醫師所要提供的專業服務。國內的家庭醫師受過內、外、婦、兒、急診、精神與一般疾病訓練的專業醫師，是整合專科醫療的全科醫師，當然可以照顧一家人的疾病。

　　一位長期熟悉我們身心健康的家庭醫師，當有需要做進一步疾病檢查時，他會比我們更了解，該找哪一科的專科醫師確認，甚至有轉介的需求時，也不用擔心著急要上哪家大醫院？要掛哪一科？要找哪一個醫師來看診？我們

所信賴的家庭醫師一定能幫上這個忙。

 平行而不是上下的醫病關係

談到醫病關係，就要先談到醫病關係對醫療與健康的影響。

醫病關係的確是有「安慰劑」作用；安慰劑的作用是，當病人對治療所產生的期待，從精神層面轉化為生理反應，進而達到療效。病人的期待與對醫師、醫療的信心有關，而這種信心，便需來自良好的醫病關係。對症下藥固然重要，經營良好的醫病關係，增加病人的信任，對治療會有更好的幫助。

遵從醫囑也與醫病關係有關，很多病人在不舒服得到改善或控制後，醫師的叮嚀，常自動被拋到九霄雲外。不遵從醫囑行為會有很多不良後果：包括減低預防與治療效果、可能致使病人接受額外的不必要追蹤檢查、增加身體負擔及不良副作用的機會、影響病人對醫療的評價，更重要的是，影響或誤導了醫師對治療效果的判斷。

研究發現，增加病人遵守醫囑的方法，改善醫病關係是其中之一。當你的家庭醫師成為長期照顧你健康、受你信任的好朋友時，他的交代，絕對比匆匆見上一面、說沒兩三句話的門診醫師，更值得放心「照辦不誤」。

有實證的研究發現：醫病溝通與手術後復原速度、減少術後止痛藥物的使用，及術後併發症有關，給予病人心理支持，比單給醫療資訊更有效。若能與自己的家庭醫師互動良好，病人有充分機會表達對疾病及治療的恐懼與焦慮，家庭醫師都能有效的紓解病人的壓力。

台灣目前的醫療環境，醫病關係確實是比較不理想，這部分在醫師與病家雙方面都要檢討，雖然醫師的價值在於把病人照顧好，但因醫療爭議太多，造成「醫師在法院、律師在醫院」的劍拔弩張。

醫師如臨深淵、如履薄冰的從事醫療行為，深怕因為一個醫療狀況的不確定性，病人與家屬會認定是與治療疏失有關，而迫使醫療人員逐漸都儘量只提供防衛性醫療──只做萬無一失有把握的處置、而不主動做高風險的

醫療；這對醫病關係，自然形成惡性循環的現象。

　　如果能夠建立良好的家庭醫師制度，讓家庭醫師照顧一家老小的健康，長時間下來就像是自己的家人與親朋好友一樣，會因為對彼此的了解，而加深信賴，能有更多對健康疑慮諮詢與討論的空間。其實這樣良好的互動模式，在台灣許多社區仍然常常看得到，這是無庸置疑的。

　　當一位家庭醫師長期照顧家人健康，家庭成員對醫師是一種友好的信任（trust），而家庭醫師對病人是責任感（commitment），這是一種平行而不是上下關係的「厝邊朋友」，這種平行的關係，會讓民眾與醫師的互動沒有壓力，在身體的照顧及心理的支撐都會更加的落實。

全「人」照顧 ≠ 全「器官」照顧

二十一世紀，醫學被要求做到更周全的「全人照顧」！

　　全人照顧是指：一個人由生到死的健康問題，都要全方位顧及到。健康問題包括身體、心理、家庭互動，以及

靈性精神層面等都需考量、評估、都要被顧及，這樣一個過程，才能算是完整的「全人照顧」。

　　以國內目前就醫環境，被訴病最多的「三長兩短」：掛號時間長、候診時間長、等領藥時間長；醫師看診短促、病人為之氣短。全人照顧等同天方夜譚般，遙不可及。

　　家庭醫師在看診時，總會和病人閒話一兩句，順便問一下，你家上次來看診的那個誰呀，最近身體有沒有好一點？三不五時提醒，讓病家窩心，特別是慢性病患或老人家，家庭醫師的問候，讓病人不遵醫囑都覺得很不好意思、過意不去。

　　舉預防注射為例，不管是兒童或成人，一生中都有不同時期，需要注射各種疾病預防的疫苗，若是有長期照顧的家庭醫師，就會有完整的檔案。比如有位大學生要去國外留學，因為沒有辦法拿到過去預防注射的紀錄，只好再重新打過一次各種疫苗，就會造成不少的困擾。

　　在成長的過程當中，慢性病的發生是很普遍的，成因可能需追溯到兒童或青少年時期生活型態的不健康所導

致。家庭醫師容易看到整個疾病的全貌，所以會提早建議如何來防範各種疾病的風險，以免因為兒童或青少年時期不健康的生活型態，而導致慢性病提早發生。

在照顧有高血壓、糖尿病的家族史家庭時，家庭醫師除了給予患者好的醫療照顧外，同時也會提醒共同生活的家屬，要有好的生活習慣與態度，包括飲食、運動、情緒控制等等，希望慢性病的發生年齡能夠往後移，也許疾病的併發症在中年人的身上，不會發生得太早。

 ## 家庭照護，對健康與疾病的影響

遺傳上的影響

我們的基因來自父母親各一半，目前遺傳學相當進步，已證明許多疾病跟遺傳有關，如血友病、海洋性貧血、蠶豆症等等。

有些疾病的發生，受到家庭疾病史的影響，如肺結核、偏頭痛、躁鬱精神症、缺血性心臟病、僵直性脊椎炎、原發性癲癇等。如果家庭中第一級直系血親有上述病史時，則下一代罹病的機會比一般人高出 5 倍以上；而消

化性潰瘍、類風濕性關節炎、成年型糖尿病、及精神分裂症等各種疾病，則比一般人高 2-5 倍，可見遺傳對健康的影響有多大。

家庭對兒童發育的影響

有很多證據支持家庭功能失衡，與小孩生理和行為異常有很大關係。

如長期缺乏親情的滋潤，尤其是三個月到四歲大的兒童，會導致一些精神上的問題，包括自殺、憂鬱、人格異常等。有研究的結果發現：

- 家庭功能不好的家庭，任何年齡層得到下呼吸道感染的機率及嚴重度均增加。
- 腸道感染症，跟不適當的住家環境、過度擁擠、不好的照顧有關。
- 學齡前兒童之葡萄球菌感染，跟大家庭、過度擁擠、和不良的照顧有關。
- 非發燒性痙攣，跟家庭低社會階級、家族有抽痙史、親情剝奪、小孩缺乏照顧有關。
- 小孩發生意外事故增加，跟不良的照顧、小孩低智能有關。

- 兒童夜間遺尿，跟低社會階層、過度擁擠、不良的照顧、缺乏父母之愛有關。
- 行為異常的兒童，其身高、體重、智能、學校表現、溝通能力均比正常者為低。

家庭對罹病率的影響

不管年輕或較年長的家庭裡，某些家庭容易罹患一些疾病的比率，比其他家庭來得高。這些差異主要受到父母親情緒穩定度的影響，而與家庭衛生、家庭收入、及住宅狀況較無關。在一項家庭功能、家庭構造、生活事件跟懷孕結果的研究裡發現，不正常的家庭功能，是低體重出生之一強力預測指標。

家庭對疾病蔓延的影響

研究指出：感染源被傳入家裡的順序，依序為 6 歲前已上學兒童、學齡前兒童、6 歲後上學的兒童、母親、父親。上呼吸道及腸道感染會隨年齡增長而減少。感染的頻率跟家庭大小有直接關係。

家庭對成年人罹病率和死亡率的影響

喪偶、離婚和單身，比有婚約的人具有較高的死亡率，尤其以鰥夫者最為顯著。

家庭因素不僅影響家庭成員生病的發生，而且也會影響利用醫療服務的情況，當家庭壓力事件發生時，就醫的情形便會增加。所以當家庭成員有成串式就醫狀況時，可能就是家庭發生問題的一個重要線索。

家庭對疾病恢復的影響

有家庭的支持，是影響所有疾病治療效果的一個很重要因素！

尤其在慢性疾病的個案中最為明顯，患有慢性病的小孩，在功能良好的家庭中恢復的情形，比在功能不良的家庭中來得好。很多的文獻報告顯示，有家庭的介入和支持下，像氣喘、高血壓、肥胖、和心臟血管疾病等，均可得到良好的治療效果。所以若能找到自己的家庭醫師，對個人與家庭的健康，真的有著舉足輕重的關係。

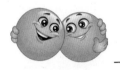

卯起來擠大醫院之外

一般而言，到各大型醫院皆可看到門診區門庭若市，急診則像菜市場一樣混亂吵雜，擠得連一張病床也沒有。這種現象讓就醫的民眾以及家屬相當不滿又無奈，這種現象一定要存在嗎？

好的家庭醫師制度，大部分的問題應在社區就可得到好的照顧；如有必要，也可直接轉介到特定門診，也可與急診醫師約好，針對特定的疾患給予最適當的照顧，必要時更可直接安排好住院程序。如此一來，就不會發生大醫院門診一號難求的情況，或因急診爆滿而使得真正需要就醫的人延後救治的時間。

曾有一位心臟科的老教授，我們看完門診一起走回辦公室時，老教授很感嘆：「今天看了五十位病人，有一半以上其實都可以不必來看我的門診，但卻占據了真

正需要看心臟專科病人的時間以及我看診的精力。」

如果那一半的病人能夠到家庭醫學科，或者給他社區的家庭醫師做整體性的評估，不但他自己可以獲得到比較好的健康照顧，而真正需要心臟專科診療的病人也可以有比較充足的時間來就診。

以目前門庭若市的門診來說，就診民眾進到診間大概只敢講一個主訴，因為他發現還有很多病人在等，以至於病人不敢跟醫師講還有多處不舒服；而醫師只能針對病人主訴的不舒服來做診斷，這樣的診療方式很片面，而且民眾在後續病程方面，其實還是有很多疑惑。

醫病之間會因溝通不完全，對診療相當不滿意，病人會繼續去找其他醫師，遊蕩在各個醫院與專科當中。如果能在自家附近社區有位家庭醫師，或在醫院有能夠提供全人照護的家庭醫學科醫師，可以針對病人所有的主訴與健康問題做整合，除了可提供有效率的醫療照顧外，民眾也會比較安心，就不需要因為疑慮，而一直逛不同醫院，尋求不同科別或不同醫師的幫忙找病因了。

尋找守護家庭健康的醫師

　　一般來說，能執業當家庭醫師，基本上兼備豐富學識與臨床醫療能力，家庭醫師需接受許多科別的基礎訓練，這也是為什麼一家老小若是有任何問題，又不知道該看哪一科的醫師時，可以先找家庭醫師的原因。

　　經由家庭醫師先評估，若病情較不複雜，無論男女老少，大部分的健康問題都可以在家庭醫師這邊獲得解決，比直接衝到各大醫院去急診，就醫的感受要舒服多了；若是需要轉介，家庭醫師也樂於幫忙。

　　一位理想的家庭醫師，應具備：

- 提供長期固定的健康醫療服務，了解病人的體質與病史。
- 提供周全性的醫療服務，兼顧身、心、靈與社會層面。

- 提供協調性、統合性的服務，整合不同科別或領域的健康醫療照護。
- 提供衛生教育與預防保健的諮詢、健康促進與疾病預防。
- 提供必要的轉診，與居家照護的連續性服務。
- 提供其他方便就醫的相關條件，比如地點、服務方式……

 24 小時的健康諮詢服務

大家都曾有「至少要耗掉大半天」等候就診的經驗，常常病人都很不舒服了，卻因醫院門診病人實在太多，若不衝急診，只能無可奈何的忍受。面對「三長兩短」就醫困境，病人真的無從選擇了嗎？整個就醫環境，不需重做檢視了嗎？

國內醫界正在推展「社區醫療群」，簡單來講就是「家庭醫師群」，由五、六位醫師共同組成一個社區醫療群，提供所有參與家庭登記的會員，享有 24 小時的健康諮詢服務，民眾有任何問題能夠即時得到醫療專業的諮詢，才

不會不知所措或是盲目就醫，這樣的方式，可說是最省事又不虛耗時間的。

　　我自己二十多年前也曾經在基層社區服務，有時與社區好朋友聊天，他們曾經反映：「有時候小孩半夜發燒，得要飆車到附近的大醫院急診。」有時甚至開玩笑的在比當時飆車的速度有多快，不幸的是，某天又聽到一個鄉親趕著載小孩到醫院急診時，因而導致發生交通事故，聽了令人感到相當的難過。

　　如果小孩子的發燒，能夠有一位長期照顧的家庭醫師來幫忙先做處理，很可能只要先在家裡照醫囑，就可以先照顧好，隔天觀察病況，看是否要再到大醫院轉診就可以，先弄清楚病情，少掉無謂的奔波，是最省時又省事的就醫方式。

醫病之間，當然也能像朋友般溝通

　　疾病多元化，但眼下大醫院門診醫師能給予病人的時間相當短促，因此造成醫病溝通是越來越困難。前幾天在我的門診，有個病人去做了健檢之後，很緊張的來問診：

「健檢報告上的不正常數值有很多項，大約有十八個紅字，至少我還要看七、八科以上才有辦法顧及到這十八個紅字的健康問題。」

但是在我們仔細的分析之下，這幾個健康問題可分為兩大類，第一類是因為飲食、生活習慣不好所導致的高血脂、血壓稍高、肥胖等等，另一類是因為年紀大所產生的輕微關節炎的退化。經過化繁為簡，給予病人整體性的評估，並考量到他的年齡與生活型態，做了最適當的建議，在不用開藥的情況之下，病人可以很開心的離開，而後只要接受家庭醫學科定期的追蹤即可。

民眾如果到中老年，因為身體器官的退化，都會產生相當多的健康問題，如果加上沒有注意生活型態或飲食的話，慢性病的問題常常會呈現出來。如果能夠及早從預防保健著手，疾病可以做到早期控制，甚至在非藥物的治療層次，就可以得到很好的控制。

談到醫療溝通，醫師需要有全人照顧的觀念，在病人方面，也要鼓勵家庭醫師制度的建立，並且信任長期照顧自己的家庭醫師。如此一來，不但有助於醫病關係，而且在這種互信基礎下的醫病關係，相信對於任何疾病的溝通

會更加順暢，對疾病的照顧會更有效率，進而能夠更早期
地來防範疾病的發生以及惡化。

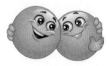 ## 避免傳統生物醫學照顧的缺失

　　在醫療體系，一直有設立各種疾病的專業治療指引，期望能夠提升照顧病人恢復健康的品質，基本上醫療界會儘量依循醫療的常規指引去執行，但疾病的演變及成因是相當多元化的，所以一定要以全人方式，並了解家庭互動下，提供整體性的診治，才能夠讓民眾真的可放心與信賴。

　　全人照護模式，可避免傳統生物醫學照顧模式的缺失，在疾病的診斷、治療及預防上，可達到提供以病人為中心的醫療照顧。因家庭醫師了解基層醫療疾病的特色，很多疾病表相的缺失，家庭醫師有能力及技巧去破解，能真正的知道造成病人的疾病本質是什麼，並能站在病人的角度上，幫病人考慮造成病痛的原因與思考最佳的治療方法，避免在倉促醫療溝通不足下，形成照顧的片斷。

　　有心的家庭醫師，能將病人的家庭因素加入病因的

探討，在治療過程中，不僅能提高疾病診斷的正確性，也可提醒病人與家屬，在照顧的過程中如何協助病人，避免併發症或減輕病痛，同時也協助病人如何因應家庭生命週期各階段所會遭遇到的重大事件或課題，這不僅能避免心理問題的發生與舊疾病的復發，對提前康復也有幫助。

在處理病人問題時，如果發現問題與他的家庭資源不足或與整個社區環境有關時，家庭醫師將經由社區資源提供或社區環境的改善，使病人獲得幫助，減輕他對所遭遇事件的重大壓力，降低焦慮及憂鬱的發生；對病患來說，不就可以減少身體症狀不必要的檢查，及太多的心理積怨發生。

目前由全國醫師公會努力提倡的醫療核心價值，首要就是「人文關懷」，所有的醫療行為，要以病人的「健康及尊嚴」為最高價值考量。即便就醫環境面臨各種爭議不斷，但危機也是轉機，大家也正可藉此思考，有一位長年熟悉自己健康的家庭醫師，何樂而不為？

第二章

當台灣人民越活越老

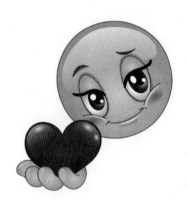

突發狀況下的求援諮商

　　每個人的體質不一樣，過去病史也不同，因此最好能有一位長期、固定的個人家庭醫師，才能在平時做好「個別化」的健康醫療規劃；萬一有突發狀況發生時，也可以先透過家庭醫師諮商，迅速有效的掌握病情，做最妥適的處理。

　　相信很多人都有這樣的經驗，半夜或是假日時突然身體不適，就衝往急診就醫，但是急診又人滿為患，當下不見得能夠馬上解決問題。其實，像這樣的突發狀況，是可以先看家庭醫師的，即使是半夜或假日，有自己熟悉的家庭醫師，他都會樂於幫忙處理你的健康問題。

　　衝到醫院直接掛急診，不但是讓過去從未照顧過病人的醫師，要在倉促間重新了解病情、檢查、診斷，不但費時耗事，甚至在緊急的情形下，也往往難以立即掌握所有

狀況，而做出最理想的處置。再者當大家自覺很不舒服的時候，急診不一定是最好的選擇，因為「急診會用嚴重度」把你分級！

　　如果比較輕的急症，可能要等候重症的都治療過了，才會輪到你；而且人滿為患的急診，醫師不見得有時間來跟病人或家屬說清楚病情和為什麼要做這樣的診療處置。如果先跟你的家庭醫師諮詢，有很多時候，真的不用到急診就能先解決掉不舒服的問題。

　　如果必須去急診，可以優先到家庭醫師的合作醫院，也許他可以協助先與急診醫師溝通，讓你真正的病痛被完整的評估解決。急診是救命的地方，不能濫用。急性健康問題若非立即危險，可以先請家庭醫師經過初步診斷處理後，若需後送，經由家庭醫師轉診到後送醫院，是能獲得較明確與及時的診治。

 跑急診，不見得能解決問題

　　現今的醫療環境，發現疾病立即治療固然重要，其實疾病跑急診，也該檢討預防醫學是否有做好？

　　舉例來說，戰國時代有位名醫叫做扁鵲，某次為大王治療急重症，治癒後大王很高興，並稱譽其為「神醫」，扁鵲回答：「我不是真正的神醫，我的二哥在社區將民眾小病都醫好，讓疾病不至於惡化為急性或重症的病，他是很好的醫師。我的大哥更厲害，他在社區教導民眾有效運動、改變生活型態、注意飲食等健康促進工作，因此居民幾乎都能保持最健康的狀態，他才是真正的神醫。」由此故事可以得知，古代的醫師就有預防醫學的觀念。

　　檢討目前急診爆滿的情況，病人得到急重症時，固然應立即求醫給予即刻的處理，但如果大家一有任何不舒服就跑急診，真的是一個最快、最好的選擇嗎？

　　假使問題並不是太嚴重，到急診時的「檢傷分類」，會使用嚴重度來做分級，如診斷為輕微，可能需等候很久。「檢傷分類」指的是由急診檢傷站的資深護理人員，依據病患的主訴、疾病史、疾病的嚴重度及迫切性等，配合「檢傷分類概要分級表」快速篩檢疾病的輕重緩急，來決定看診的優先順序。目的是希望將有限的緊急醫療資源，發揮到最大的效應，使病患能在最短的時間，內得到最佳的醫療服務品質。

● 檢傷分類一般分為四級

第一級：生命徵象不穩定，有立即生命危險，應立即
　　　　處理。如心跳或呼吸停止、出血無法控制、
　　　　昏迷等。

第二級：生命徵象不穩定，嚴重疾病或外傷，有生命
　　　　危險，暫不危及生命，須在 20 分鐘內盡快
　　　　處理。如急性尿滯留、小而開放性傷口、胸
　　　　痛原因不明顯者、突發性神經學症狀例如單
　　　　側肢體無力或嚴重頭痛等。

第三級：生命徵象穩定，但病情有可能惡化有急診處
　　　　理之必要，須在 60 分鐘內予以處理。如急
　　　　性腸胃炎、流產、急產、閉尿或各種管路阻
　　　　塞。

第四級：生命徵象穩定，短時間內病情惡化的機會不
　　　　大，可延後處理或勸說去看門診。如上呼吸
　　　　道感染。

　　急診的疾病很複雜，也有很多感染性的疾病，急診室
再好的隔離，恐怕都比一般病房，得冒著更多被感染其他

疾病的風險，這些都是直奔到急診就醫的缺點；若說優
點，可能只是病家心理上感覺比較有安心的保障吧？

　　任何健康問題或不舒服，如果你能擁有長久照顧的家
庭醫師，可找他診療或先打一通電話諮詢，問題就可先得
到較好的分析指導、疾病分類與後續治療的建議，對疾病
的面對和後續照顧會有很大的幫助。假使大家任何不舒服
都跑急診，不但急診的品質很難提升，也會出現急診醫護
人手不足、疲於奔命的過勞現象。

　　大家對家庭醫師制度的概念能夠落實，社區醫療品質
能夠提升，大部分急症的病人在社區就醫就能先得到舒解
與照顧。如此一來不但可減少半夜衝到急診的必要，無形
中照顧的品質也會提升。那麼對真正需要急診救護的病
人，相對可得到更好的急救醫療，而急診的醫護人員也不
會累到翻了。

急性傷害的第一線處置

　　當疾病狀況相當緊急，或是生命受到意外傷害威脅，
像急性車禍外傷、摔倒、胸悶、胸痛、昏迷、單側肢體無

力⋯⋯潛在生命危險的健康問題，若先聯絡到家庭醫師，他會在有必要幫忙時，聯繫要去急診的醫院醫師，提醒急診醫師就醫病人過去的疾病狀況，以及針對這回急性問題的判斷，對急診醫師來說，能夠較快速的掌握治療方向。

在台灣家庭醫師的養成訓練中，有足夠時間到各專科接受常見健康問題，與急症第一線處置的訓練。在急診醫學科時的訓練更強化了急診醫學科常見問題之處置，包括：骨折病患處理、重大創傷處理、緊急醫療救護、偏鄉社區與群體健康的經營等。

台灣偏遠社區醫療人力，如能加強家庭醫師的質量，則醫療人力缺乏問題可大部分解決。由國內統計資料來看，令人欣慰的，還是有不少家庭醫學科訓練出來的執業醫師，願意到偏遠鄉鎮社區服務。

家庭醫師除了有良好的急診訓練之外，大多已有長時間的臨床經驗，幾乎都是教學醫院主治醫師出身的資深醫師，在急症的判斷及建議皆能掌握，當有緊急狀況發生，除可撥打 119，別忘了，如您能有一位家庭醫師可立即諮詢，兩者相輔相成之下，相信可獲得最好的急性傷害的醫療照顧。

後續支持性照護也行

當疾病緊急情況處理穩定後，後續的照顧也很重要。最近我有位朋友是位老人家，因中風緊急到急診處理，但因病床有限，不但住院有困難，後續照護如何安排也是個讓人傷腦筋問題。同樣狀況也發生在很多急性中風的病人身上，住院一段時間穩定後，苦惱出院後接續的照護，該如何安排？

許多中小型的社區醫院，也有能力提供在嚴重疾病急性期過後的持續性照護。能回轉到熟悉的社區，在就近的醫療院所，得到持續性照護，包括亞急性照護與長期照護，其實是很多病人和家屬希望的。

亞急性照護簡單的說，就是在急性醫療介入處理之後，病人已經脫離性命交關的時期，但是身體的功能尚未恢復，還需要一段時間的專業照護。在經過一段時間後，視病人的功能情況，再決定病人能否回歸到正常生活，或

是需要進入長期照顧的階段。

　　大部分的住院病人，出院後都渴望回家，這時若有家庭醫師，便能負責起幫忙持續性的照護。如此環環相扣之下，就不太需要一有狀況，完全不知所措來應變，只能一次次的再跑急診。如有必要的話，家庭醫師也會儘量安排病人在家做居家照護，如此一來就不會有找不到病床、或出了醫院病人該何去何從的窘境。

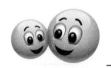 ## 亞急性照護在高齡社會很重要

亞急性照護在老人照護體系很重要，但對國內民眾也許是較新鮮的名詞，其實這在日本，已發展二十多年了。

照護主要對象

有手術後、恢復中的急性醫療問題病人，如壓瘡、需營養支持者、持續性復健計畫者。

由急性照護轉到亞急性照護，老人疾病的嚴重度大不相同，常包括功能性退化及其他共病症，如：慢性阻塞性肺病、高血壓、糖尿病、動脈硬化性心血管疾病、心臟衰竭、心律不整、骨質疏鬆及失智症等。

這些共病症的種類及程度，會影響住院天數與復健計畫之長短。亞急性照護的模式，最重要的是團隊合作的整合專業領域照護。但由急性照護轉亞急性照護時，常出現醫療人員對轉介的準備不夠完善，因此必須確定：

- 病情穩定，可以轉介。
- 有關藥物及營養部分已提供交班訊息。
- 病人及家屬是已了解與準備好，在下一單位預期要達到的目標等。

有研究指出入住護理之家或亞急性照護一個月內，再回到醫院住院之比率為20%，且多在第一週或幾天內，顯示大多都是在轉介時沒有提供足夠的訊息所致。

亞急性照護在中風中心、早期出院方案及老年評估中心是有些成果，但對老人的生活品質、醫療花費、社工照顧、病人及家屬則較少研究，這是未來需要努力的方向。

將急性住院病人安置到亞急性照護的評估

- 日常生活功能或行走依賴者，避免病人直接出院回家。
- 家庭對慢性照顧的支持足夠，但不足以提供亞急性照護。
- 需要專業的護理照護或復健治療。
- 病人的功能障礙程度嚴重，超過復健醫院收案的標準。

　　目前許多社區醫院與基層醫師，都接受過亞急性照護的繼續教育與訓練，而家庭醫師們的訓練更列為重點。未來這些家庭醫師可共同努力，提供較完整與高品質的亞急性照護來看護病人，既能減輕醫院壓力也分攤掉家庭成員的照顧負荷。

就近、貼心、
個別化的全人照顧

　　我國的老年人口快速的成長，慢性病的盛行率也不斷增加，與其長途跋涉花費大量的時間和精力到大型醫院去排隊，接受三長兩短的門診治療，不如就近在社區選擇一位可以信靠的家庭醫師，接受持續性、方便性的長期健康醫療照護。

　　這樣觀念的落實，非但有助於病人與家屬對於病情的了解、管控，對於健康的促進、併發症的預防、生活品質的提升，及健康自我照護能力的培養，都將有莫大的助益。

　　老人家動作慢、講話慢、問題多，看診等了大半天，結果屁股還沒坐熱，醫師就請他出去了。社區的家庭醫師門診，大多不用等待許久，醫師也會耐心聽完所有症狀，

詳細的解說。很多社區醫療群的家庭醫師診所，還有衛教和追蹤，除了詢問用藥的情形，還會貼心提醒病人回診追蹤。就近、貼心、個別化的全人照顧，對長輩的健康來說，豈止只有加分而已。

老化的相關症狀比較多，表達能力退化，專科門診掛號病人多，常常還沒講到重點，醫師就已經開完藥或安排檢查了，不舒服來不及說清楚，怎麼會好得周全？家庭醫師看診時間較有彈性，能耐心聽完症狀描述，給予藥品處置或安排轉診檢查，如此就不用擔心到大醫院不知如何選科看病了。

高齡化讓老人通常有許多慢性疾病纏身，往往一個老人可能要看多科醫師，造成就醫不便，若是有個家庭醫師可以同時看多種疾病，這樣一個有多重慢性疾病的老人家，就不會花很多時間奔波在不同科別醫師的門診，光是看病就暈頭轉向了。

 看病，誰願意被快速打發

台灣與世界各國，未來都必須面對高齡化社會的衝

擊，醫療體系該如何給予適當的醫療照顧？是國家醫療和
社會福利的嚴苛考題。如果能照顧得宜，老年人不但可過
得幸福、健康，醫療費用也可減低；如照護體系不佳，老
人家可能無法獲得良好的健康照護，不僅生活品質差，同
時醫療費用恐怕會耗費許多社會資源，建立一個符合高齡
化社會的醫療體系，是台灣已經刻不容緩必須面對的現
實。

　　老人家常有急性的健康問題，比方感冒引起的肺炎、
泌尿道感染、年紀大造成摔倒等等，加上長者反應較慢，
需有較長時間來做整體性評估，尤其是在老人失能的部
分，是老人照顧最重要的問題。而失能的評估，必須耗費
相當多的時間，如以目前醫療體系「三長兩短」的狀況，
是完全無法符合長者醫療照顧的需求。

　　帶老人家到醫院看病，也是項辛苦挑戰，家屬好不容
易將病人帶到醫院，等候許久卻只診療不到幾分鐘的時
間，除了疾病問題無法得到完全的評估與建議外，家屬更
不滿意這樣的快速看診，當然無法解決家屬後續照顧上的
種種專業問題。

　　以目前著重在醫院門診及急診的照護模式，不論是醫

療體制或就醫心態，實是有必要做大破大立的改善，最重要的是「社區醫療體系」的建立，加強社區型醫院與診所對高齡人口的照顧能力，除提供門診與住院的需求外，也能夠視需要至家中提供醫療服務，就像早年的「厝邊醫師」般親切行醫，這是我們未來要努力達成的重要工作。

 居家照護的整合

居家照護，是全球老化國家很現實的問題，根據日本統計，一位老人因疾病住進大型醫院、小型醫院或居家照護，所花費的醫療費用，居家照護可節省掉一半的醫療費用，同時如有居家團隊的照顧，並不輸給大醫院的醫療品質，這也是為什麼世界各國都在盡力推展居家照護的原因。

台灣過去多年來推展居家照護不遺餘力，大部分社區型醫院皆有提供居家照護的服務，而衛生署及醫策會特別注重居家照護的鼓勵以及品質的監控，民眾在醫院住院病情穩定後，能轉到社區型醫院甚至做居家照護是一個很好的選擇。

　　若需要居家照護，在住院時就應先做好安排，如果病人有較熟悉的家庭醫師，不但可協助醫療資源的整合，甚至家庭醫師自己便可以提供居家照護的幫忙，這樣的照顧對老年人來說，是最親切溫暖又安心的照顧。居家照護是長期照護重要的一環，是老年社區照護體系最符合老人家期望的模式。

　　老年人在地的社區照護，依照功能的安置，可分為：

自我照護

　　日常生活功能獨立的老人，可以自我照顧及自行到門診就醫。

非正式居家照護

　　日常生活功能需協助或依賴的老人，由家人、雇用照顧者、朋友或鄰居所提供非正式性的服務，是台灣目前最普遍的照護型態，也是台灣老人普遍認為最理想的養老方式。依據內政部 2000 年老人生活狀況調查發現——

　　老人認為最理想之養老居住方式：

- 與子女同住或隔鄰而居住，占 69.68% 最高。

- 與配偶同住，占 13.29% 居次。

- 認同居住於老人福利機構者，僅有 5.20%，因素包

括國人觀念、機構照顧品質、成本較高等。

● 願獨居者，僅占 6.27%。

人老了，仍期望與子女或與配偶同住，換言之，老人認爲「居家」是最理想的養老居住方式。

正式居家照護

是指衛政單位，如各縣市衛生局、長期照護管理中心，所提供的居家照護。目前服務以居家護理及醫師出訪爲主。另外如日間照護、居住照護、機構式照護，都是體系中的一環。

居家的在宅服務，則是社政單位對低收入戶提供日常生活的照顧服務，民眾有需要，可諮詢社區的家庭醫師。

此部分麻煩主編處理！

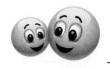

層出不窮的重複用藥

美國全國性的調查顯示，社區中年齡65歲以上的女性，有23%使用5種以上的處方藥物，男性則有19%；若將自行使用的成藥、維生素、礦物質、草藥、營養補充品包括進來，則老年女性有57%，男性有44%，服用5種以上的藥物；12%使用10種以上藥物。

老人使用最多的藥物為心臟血管藥物，包括抗高血壓、降血脂、抗凝血藥物、中樞神經系統藥物；包括鎮靜劑、安眠藥、憂鬱症、精神病藥物、止痛藥。

國內老年人用藥研究發現，老年人使用醫師處方藥物盛行率為62.8%，平均處方2.79種藥物；若包括非經過醫師處方自行購買之藥物在內，則其盛行率及用藥種類數更分別達83.4%及3.64種之多。女性使用較男性使用更多種的藥物，其中經醫師處方的藥物以心臟血管用藥最多，非經醫師處方用藥，則以服用維他命為最多。

　　由於老年人的健康功能狀態有很大的歧異性及多樣性，在用藥上呈現高度個人化現象，使得老年人的用藥問題，更顯得複雜且重要。對老人來說，如果沒有一個持續性、長久照顧的家庭醫師，常會因多重慢性病而到不同醫院、不同科別就醫，重複用藥的問題層出不窮。

　　我在門診曾照顧過一位老人家，他一直生活在鄉下，曾經到在地的各個醫院尋求高血壓、關節炎、甚至失眠等症狀的診療。病人最近感到整天相當的疲累，經介紹到我門診就醫，除了給老人家做整體的身體評估外，發現他過去在各個醫院，都領取過高血壓的藥，因此一次同時吃七、八顆藥中，就發生了治療高血壓藥物的重複使用，造成病人的血壓相當的低，導致病人感到倦怠。同時他幫助睡眠的藥物也有重複的現象，因此將藥物篩減調整至只需服用其中的兩三顆藥後，病人就漸漸恢復活力不再有倦怠感了。

　　這位老人家，若有一位固定的家庭醫師照顧，就不至於遊走在各個醫院，從不同科別醫師處方中重複用藥。高齡化的社會來臨，更需要對老人家照顧有經驗的

家庭醫師，來提供日常生活中，避免不了的長期性的照顧，這對預防失能，提升晚年生活品質，真的都有很大的幫助。

希望醫師懂「病人」
還是只懂「病」

　　疾病的發生與持續，往往牽涉到生理、心理、社會以及靈性的層面，光看表面上的症狀徵候，或使用各種複雜儀器去檢查，並不見得能立刻找到原因或做好治療。唯有利用充裕的時間，去抽絲剝繭了解病人在身、心、靈以及家庭社會等各個層面的實際情形，才能真正清楚問題癥結之所在，從疾病的源頭，來進行根本的改善或解決。

　　年齡越大，身體的機能就慢慢退化，慢性疾病也越來越多。可是除了病痛以外，不同家庭的生命週期，例如退休、空巢期、更年期、配偶死亡等事件的發生，也會影響身體與心理功能。家庭醫師的訓練，除了在疾病部分可以提供全科照護外，也非常重視心理社會的功能，甚至於靈性照護。

考試緊張會拉肚子，不是腸胃炎，也不用求助腸胃科醫師；親人去世會失眠焦慮，不是憂鬱症不用求助精神科專科醫師，家庭醫師的關懷和說明，就可以減輕很多不必要的用藥，也能讓你得到身心靈的完整照顧。

在人滿為患的大醫院裡，民眾的就醫經驗通常覺得等待很久，但是醫師只沒看診幾分鐘，就叫下一位病人，這樣來匆匆去匆匆的就醫模式，是病人抱怨最多的。醫師迫於就醫環境的「走山」，也很難再心有餘、力不足的去了解病人背後的原因。

但是家庭醫師就不同了，家庭醫師除了懂病之外，也會用淺顯的方式與病人溝通，因為疾病的發生或是預防，除了體質之外，跟每個人的生活方式也會有很大的關係。家庭醫師除了看病之外，因為較沒有時間壓力，能用心了解每個病人的生活方式，對症下藥，與病人之間維持像是朋友又像是家人的關係，有這樣的親和與貼心醫師，何樂不為呢？

傾聽與意願的尊重

　　每一位病人，都希望醫師不僅能看他表相的疾病，也能深入了解產生疾病的根本原因。談到疾病的根本原因，必須從全人醫療與整體關懷方面來著手才能夠事半功倍。不管是老人家或病人，體力不佳，更需要溫和的語氣與耐心評估說明。

　　在一般門診，病人有許多的主訴，例如頭暈、頭痛、鼻塞、流鼻水、胸悶，甚至胸痛、腹脹等未分化的症狀，以過去文獻的分析，上述症狀：

- 有 70% 可自我痊癒。
- 小於 65 歲的病人，有 80% 的症狀是可自我痊癒。
- 大於 65 歲，則有 40% 的症狀是可自我痊癒。

　　醫師如果能細心聆聽病人的抱怨，能了解病人對疾病的認知，甚至探詢過去因此找過多少醫療協助，就可將病人各項症狀化繁為簡，較能輕易掌握病情的主要原因。最重要是要有願意傾聽以及尊重病人意願的態度，家庭醫師在這方面的態度訓練相當嚴謹。

家庭醫學專業訓練，特別著重醫病溝通！

因為如此，家庭醫師比較願意花時間給病人，建立一個良好的醫病溝通。在處理第一線各種未分化的症狀時，如要正確診治，最重要是要靠時間（time）及醫病關係（relationship）來相輔相成。

如醫師願意給病人時間，同時有個長久互動的良好關係，對於許多可以自我痊癒的症狀或是早期疾病的症狀，都能夠掌握得更清楚。也因為與病人建立了長久彼此信賴的情誼，比較敢明向病人建議從生活型態的改變，適當的運動模式，來改善病人的健康狀況，甚至不需吃藥，一樣可自我痊癒。

在整個醫療體系當中，醫療照顧的入口，家庭醫師應是位可提供優質的第一線照顧醫師，如此一來對大家的健康，會有落實的保障，尤其在步入高齡化社會之後，老人家們需要更多的耐心溝通時間。

醫病間溝通的重要性，在於了解病人的需求，重視功能的恢復，設定清楚的照護目標，是需花長時間去做的一再溝通，且相當重要。照顧病人及老人家，猶如「民之所

欲，長在我心」，了解他們的需求所在，應該永遠存在醫療人員心中，努力在疾病的控制與功能的恢復外，傾聽抱怨、病人意願的尊重，是照顧病人不可或缺的一環。

 老年健康促進

老年人除了疾病治療外，如何促進健康減少生病，讓高齡老人能真正頤養天年，才是人生的最大成功。

或許你認為，促進健康是年輕人的事吧？事實上對老人家更為重要，身體的、心理的，以及靈性的健康能夠改善，所以如何「以人為中心」的老人行為改變，是目前高齡化社會醫界所致力研究的目標。老人健康促進包括：

●**提供教育**

教育病人、家屬，甚至醫療人員，能懂得關注老人健康促進的重要性。

●**評估需求**

評估應特別加強哪一方面的健康促進？比如增加運動的頻率？強度？如何提供一個良好的老人家運動處方？同時理解到老人家容易受到運動傷害，如何選擇一個適當的

運動，不至於因一次的運動傷害而不再繼續運動？

● 確認健康促進的目標

對老人而言，健康促進目標僅是「促進健康」，並不是要達到當職業運動員的標準，因此必須選擇他們容易做，可方便達到目標的運動。此外如抽菸，甚至情緒的調適能力，都是健康促進領域要注意的。

● 祛除健康促進的障礙

例如老人家不方便出門、沒人陪伴，搭乘交通工具不俐落，沒有合適的運動場所等問題，可由家庭層面來改善，同時政府應在措施上，做好對高齡長者親善的環境，比方有衛生教育相關的活動，應讓老人順利取得相關資訊，改善他們生活型態及行為模式。

當老人家開始從事健康促進的活動之後，親友及醫療人員應給予言語上的鼓勵與支持，協助解決從事健康促進的困難及障礙，同時持續給予鼓勵。如此一來，老年人也較有強烈意願來從事健康促進，對於失能的改善，會有很大的幫忙。

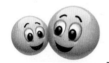

老來當然更要樂活

世界衛生組織對生活品質的定義，不只是生理的健康而已，心理、環境的安適也是非常的重要。近年來，醫療界因高齡化趨勢，逐漸注重老年人及長期受疾病所苦病人生活品質的提升，因此也回歸到醫療原本的目標：

● 治癒病人。

● 解除病人的不適。

● 讓病人身心靈感到安適，甚至樂活。

醫學之父希波克拉底在二千多年前，即提出以上三個醫療目標。在現今醫療科技發展下，醫師或民眾如只注重疾病的治癒，在人文關懷與生活品質提升，離醫療目標仍有一段距離。

由於慢性病盛行，老年人常有多重慢性病，在治癒上是有一定的困難，但仍需全力解決他們因慢性病所產生的各種不適。台灣已完成「2020 健康國民白皮書」，

設定以追求年長者最高的生活品質，及適當的老化爲目標。在老化的過程，仍可享有最好的生活品質，即便到生命的終點，也能夠追求善終。

照顧老人家重要方向

●強調「預防保健」

如預防針的施打、生活型態的改變。假使有慢性病，如高血壓、糖尿病、關節炎則需給予整體性的醫療照護，使得小病不變大病，不影響未來生活的機能。

●嚴重疾病，如何提供復健及支持性照護

對於高齡化社會更顯得重要！

尤其如何加強社區復健，以及志工支持性的照護，更是未來老人化照護的重點。

●儘量不讓病人陷入衰弱及失能的窘境

除了疾病預防，早期慢性病的妥善控制，心靈健康的提升，對於老人衰弱皆有幫助。當然，疾病的進展對長者有時是難以控制的，此時應給予妥善的照顧，發揮病人尚有的功能，不論是發揮生理及心理上的功能，儘

量別讓病人陷入老人衰弱及失能的窘境。

● 意外事件的預防

老人家失足摔倒而骨折的意外層出不窮，因爲年紀的關係，骨折後常有不能開刀的情況，而導致臥病在床，漸漸地肢體功能喪失，容易得到感染，生命無法延續。所以不論是在家中、戶外行走，或搭乘交通工具，都需防範意外事件的發生。

受外在因素影響的疾病也是常見，老人家常有頭暈或各種慢性病，因沒固定醫師看診，導致重複用藥，甚至服用了許多不必要的藥物！這些藥物久服之後，將對身體造成相當大傷害，這便是預防外在因素造成威脅老人的健康，這點在照護上頗爲重要。

如能有一位長期照顧老人家的家庭醫師，配合以全人眼光評估病人目前的病況及藥物的需求，將可能以最少的藥物，達到最佳治療效果，並可減免不必要的副作用。

提升老人生活品質，需特別加強心理社會問題的關注，許多老年人並沒有太嚴重的生理疾病問題，但受情緒上的失調及焦慮、憂鬱所苦，生活品質亦難以提升。

老年人對家庭成員的關心，有時會造成家人的心理壓
力，此時家庭成員應妥善溝通，了解老人家內心擔憂的
問題，適時安撫他的情緒，對整體生活品質的提升，才
能達到更好的效果。

在熟悉的地方終老

老年人的健康問題相當複雜，常常夾陳著老化與疾病的交錯因素。有時更牽涉到多重器官組織的共病症、併發症或累積加成情形的發生。

再加上老年人的健康問題較不典型，個別差異性很大，常有低報與低估的情形。除了疾病外，更可能因為身體功能的喪失，而導致生活行動受限或出門就醫的困難，因此就近找可靠的家庭醫師，充分利用在地的健康醫療資源，才是最方便且妥適的解決辦法。

人總是要落葉歸根，長期生長的地方，就是最理想終老的場所。如果能有社區醫療群的診所和合作醫院，長期就近照顧你的健康，未來終老的病痛處理，也就不會因為就醫場所陌生而有所畏懼；而且，在地的醫療也有助於家人就近照護，讓家庭功能、親友關懷得以延續。

　　鄉下許多老人有糖尿病、高血壓，兒女也想接長輩到都會就醫，就近照顧，偏偏許多老人家住都市公寓大樓不習慣，身處不熟悉環境，還會讓他們失眠。這是我近年協助衛生署建構整合性健康照護模式，跑了不少大小醫院，聽到的「兒女困擾」。

　　曾碰到一名合併糖尿病、肝癌及輕度失智症的 86 歲老翁，女兒雖聘請看護照顧，但每次發病都得衝大醫院掛急診，甚至常等床好幾天，老人家私下抱怨：「真的很不希望這樣折騰。」

**　　自 921 地震後，國內重新注重基層醫療。**

**　　基層醫療的本質，是社區是否有在地的家庭醫師或基層醫療專業人員，能夠對健康需求做出及時與周全的回應，視需要再安排專科醫療機構做進一步醫療。**

　　像上述的慢性病老人家，多半散居在各個社區，與其擠到大醫院，不如分散到社區醫院接受照顧，也可回到熟悉的地方終老。台灣各地從醫學中心到社區醫院與基層診所家庭醫師，各有其醫療角色，醫療品質一樣好。健保資

源目前也對偏遠鄉間特別鼓勵，如澎湖、花東等地區在診察費或點值方面都有提高，使得健保資源能在城鄉儘量平均分布，每個人都可以放心在自己家鄉接受到「社區好醫院，厝邊好醫師」溫馨的服務，真正可老有所終。

 在地醫療與家庭的內外資源

家庭醫師最主要的職責，是照顧家庭所有成員的健康；家庭成員對疾病的認知、表徵和反應，均有相當大的關聯。相對個人疾病會影響到家庭的動態和功能。

家庭通常具有很大的親和力，當家庭有人發生事故時，無論成員彼此分離多遠，大家會藉著電話或網路問候、或親自探病來保持接觸和照應。因此，家庭醫師在照顧病人時，需要了解他的家庭狀態，把家庭當作醫療照顧上的資源。

來去匆匆的大醫院忙碌醫師，往往忽略了病人的家庭具有這種潛力，沒善用到家人的幫助與家庭的支持。研究指出，無論是急性或慢性疾病，有家庭的支持，對疾病的康復和預後均有正面影響。家庭也是維持健康的基礎，

吃、喝、住、家居活動，幾乎都在家庭生活型態習慣模式
範圍內。

　　家庭醫師在照顧病人家庭時，不僅要預防疾病的發
生，做到疾病的正確診斷、諮詢和醫療，而且要明瞭當一
個人生病時，家庭到底能提供什麼資源幫忙。家庭的資源
可用英文字「FAMLIES」來涵蓋：

　　● 財源上的支持（financial support）

　　在今日之社會，當家庭有人生病時，財源之資助是最
重要也是最基本的家庭資源。一個人生病而在醫療上需要
一筆可觀的費用時，家庭醫師很自然地會尋求家庭其他成
員的幫忙。尤其在某些情況下，如年輕夫婦剛建立家庭，
或老年人長期臥床等。在家庭生活早期，常由父母親支援
小孩；到了晚期，則由子女來資助父母親的需求，這是最
常見的模式。

　　● 維護支持（advocacy）

　　家庭往往支持個人在重要決策上做最後定案，家庭醫
師在向病人解說情況，或綜合其他專科醫師之見解時，不
但要對病人詳細解說，而且要取得家庭成員支持。所以在
跟家庭成員溝通時，因沒時間壓力，較能說得清楚易懂。

例如治療一個男性肥胖病人，除非他妻子願意積極的參與，否則要治療成功是很困難的。

● 醫療處置（medical management）

家庭是提供大部分醫療照顧的地方，對於很多疾病的診斷、治療、就診決定，經常是在病人未就醫前已在家庭進行各項處置。所以家庭醫師主要的任務是儘可能改進家庭自我照顧的正確觀念及醫療的技巧，使家庭成為良好的第一線的醫療照顧者。

● 情感的支持（love, emotional support）

「愛」，對疾病的康復有直接的作用！然而這個資源像其他資源一樣，必須適切的利用，避免過與不及。

● 資訊和教育（information and education）

家庭提供正確的健康習慣及教育，使成員免於許多生活上的危險，會因而使醫療費用降低和醫療照顧更有效率。擁有一位好的家庭醫師，他便能輔助家庭的健康教育，更正錯誤的醫療觀念，建立良好的生活習慣。

● 家庭結構的支持（structural support）

家庭能提供病人一些家庭住家安排，如患有中風或心肌梗塞的病人，儘可能安排住在第一層樓休養，減少病人

體能上的負荷；若家人患有肝炎，則考慮把餐具分開使用；若家庭過度擁擠，則需設法改進以減少傳染疾病之擴散。

這些是一般所謂的家庭內在資源，當家庭醫師得知病人家庭內資源不足時，他可尋求動用家庭外資源來減輕病人生活上的各種壓力，家庭外資源大致上可分為：

- 社會資源（social resource）
  親朋好友、社會福利團體等外界的支持。

- 文化資源（cultural resource）
  指有高文化水準、程度及特色之支持，會有種族文化上的驕傲與滿足。

- 宗教資源（religious resource）
  從信仰及宗教團體的支持，得到滿意的精神體驗。

- 經濟資源（economic resource）
  經濟穩定，能提供令人滿意及有能力去應付日常生活事件的經濟需求機會。

- 教育資源（educational resource）
  給家庭中成員得到良好教育程度及教育機會。

- 環境資源（environmental resource）

居家環境有乾淨的空氣和水，有足夠的空間來滿足工作及居家生活所需。

● 醫療資源（medical resource）
家庭醫師若能了解病患所擁有各種資源時，便能協助幫忙病患處理各種生活重大事件，解除病患所受的經濟或心理壓力，幫助病情恢復，提供有效滿意的醫療照顧。

能在社區尋求到適當的醫療資源，給予疾病早期的醫療照顧，不僅對長者或是一般民眾來說都有必要性，這也是我一再強調，為什麼大家應了解自己在地社區，有哪些值得利用的醫療資源，得以保護一家人的健康。

也許你會問：「對於醫療資源以及照護資源，我們很難了解，常不得其門而入。」話說回來，如果能找一位信任的基層醫師，來當自己及家人的長期固定家庭醫師，不就迎刃而解了嗎？病人如需在社區接受照護，你可以向家庭醫師諮詢社區醫療資源，聯繫相關醫療福利機構，即可解決家中病人後續的長期照顧問題。

舉例來說，針對在社區中長期照護的病患，機構式照顧包含：護理之家、長期照護機構、養護機構、安養機構

以及榮民之家等。如家庭成員足夠且有一定的照護能力，
將長者留在家中照顧固然最幸福，但在現今社會實際狀
況，一個家庭平均的照顧人力很少，請外傭需花不少錢，
不得不考慮將家中老人的照顧工作，委託長期照護機構，
如能妥善利用當地長期照顧機構，才可達到老人家渴望的
在地老化的心願。

　　在許多城市與社區，都有提供居家照護及日間照護
等，各縣市政府也有提供長期照護管理中心，民眾如有需
要可洽詢服務窗口，包括病友會、家庭照顧關懷協會等皆
可協助一般家庭照顧家中老人，如果能在社區裡尋求到適
當的家庭醫師，善用社區醫療福利資源，要在自己的社區
得到最佳的醫療照顧，真的不是件困難的事。

 生命末期照護

　　生老病死猶如春夏秋冬時序更替，是自然現象，追求
善終，是所謂的「五福臨門：長壽、富貴、康寧、好德、
善終」之一，在生命末期可得到好的照顧，追求善終，是
每個國家人民，夢寐以求的往生境界。

疾病在早期可以治癒的階段，一定要全力以赴醫治，以癌症目前來說，大約有三分之一可以痊癒，三分之一可以延長生命，三分之一很快會進入到末期的階段。即使世界各國抗癌的科技進展相當地快速，還是有將近一半的病人會走到末期。

何況在老人化的社會，有更多因老化而到臨終的階段；因此在生死觀方面，大家應有所成長。擁有健康豁達的生命觀，對於未來生命末期的臨終階段，便能夠更無所恐懼罣礙的超越死亡，達到善終。

過去台灣的末期醫療照護，確實不被重視，二十多年前，我在台大完成總醫師訓練，到台北金山的基層社區醫療單位服務，當時家庭醫學住院醫師訓練很嚴謹完整，因此到基層社區服務時，不論在第一線的醫療照顧以及社區的衛生保健都能得心應手，不但服務有成就感，有幸也得到社區民眾的肯定，進而提供醫護學生良好的社區教學環境與訓練內容，可說是意氣風發。

直到某天有位鄉親來找我：「邱醫師，我爸爸 65 歲，肝癌末期了。因有骨頭轉移相當疼痛，同時腹脹不適需要兩三天抽一次腹水，心情也很鬱卒。因為爸爸以前當漁民

時，救了不少溺水的人，生病後時常不解，並怨嘆自己爲何會得到這種不治之症，讓他承受這麼多的痛苦。爸爸的期望，是最後能夠在自己熟悉的家裡度過餘生，不知邱醫師可不可以提供爸爸癌症末期的醫療照護？讓爸爸能夠從醫院回到家裡，接受在家照顧？能夠在家裡度過最後的這段日子？」

當時我愣住了，因爲過去專科醫師的養成訓練，並無對癌症疼痛的課程，不知該如何使用控制疼痛的藥物？而控制疼痛的藥物常需使用到嗎啡，基層醫療單位又不易保管嗎啡。

這位漁民病人有嚴重腹水，雖然在台大醫院的訓練，腹部穿刺抽水並不困難，算是醫療上容易的事。但在基層醫療單位卻缺乏腹部穿刺的器材，也難以執行，同時對於癌末病人的憂鬱、絕望、怨嘆，心靈上的支持，在過去醫療訓練中，是相當不足應對的。

二十多年前，當時在一般社區醫療單位，實在難以照顧末期病人，即使在大醫院裡，癌症末期病人也難以接受良好的照顧。在過去，醫院僅治療可治癒的病人，一旦疾病被宣告不能治癒，尤其是進入末期的階段，醫師們視照

顧為畏途，不僅在症狀的控制上沒有經驗，同時心靈上的
輔導，在醫學院教育或住院醫師訓練更是少之又少。在當
時，末期病人的生活品質可說是相當不好，談不上有良好
的生命品質，何況善終，因此往生者的家屬哀痛感會提
高，很難有生死兩相安的境界。

末期病人有相當多的身體症狀，以癌症而言，在生命
最後一個階段，平均有 9.1 個不適症狀：相當程度的疼痛、
呼吸困難、焦躁不安、便祕、吞嚥困難……是急需良好的
醫療專業團隊，來給予症狀的整體照顧。

如今安寧緩和醫療推展得相當好，所有的症狀大約有
八成可以控制到最佳的情況。以癌症疼痛而言，可控制到
24 小時都無疼痛的感覺，因此可以做的事相當多，不會
整天因為痛而無法離開床，感到生命沒有意義、甚至想自
殺。在重病時，如能有一個良好的末期照顧醫療團隊，對
於末期病人生活品質的提升，追求善終機會，有很大的幫
助。

家庭醫師的養成教育，是強調由生到死都要照顧到的
專業訓練，家庭醫師有相當完整的安寧緩和醫療訓練，足

可提供末期病人良好的照顧。當重症或末期病人想回到在地社區接受照顧時，如能有家庭醫師持續提供後續照顧，則病人可回家度過。

　　從過去國內外的統計發現，大約 60% 的民眾希望自己未來在疾病末期時，能夠儘量在自家社區得到照顧，甚至有超過 70% 的民眾希望未來臨終的地方，是在自己家中。該如何在社區，提供良好的生命末期照顧，逐漸已成為國家醫療體系重要的課題之一，家庭醫師制度倘若能完善落實，真的可作為社區居民生命末期照顧最好的基礎。

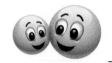 ## 和家庭醫師做朋友

　　因應社會變遷，在現今醫療潮流所趨，強調全人照護的情況下，和家庭醫師做朋友，好處多多，一位長期了解自己身心的家庭醫師朋友，能幫的忙真不少：

- 最基本的當然是個人健康照護的整合與品質改善，針對生病時給予整體性治療評估。
- 著重於疾病的預防發生。
- 健康促進，讓健康水平較差的民眾能夠更健康，延緩慢性病的進展。
- 強調病人教育與自我照顧支持，家庭醫師的理念是希望病人能夠自我照顧，這是世界各國的趨勢，期望病人能了解如何提升自我健康，人助之於自助也很重要。
- 協助第一線急性傷害、疾病的診斷與處置，以及必要時的轉介。
- 慢性疾病不容易管理，舉例來說，在社區不容易

發現糖尿病患者，發現後也很難列入管理，做長期藥物的控制。家庭醫師能針對病人對疾病的認知，求醫的方便性，了解並提供較貼近病人的照護，讓慢性病的疾病管理能做得更好。

● 老年人在社區如能有良好的復健服務，就不必跑到離社區很遠的醫療機構做復健，不但可節省自我及家人的時間，在社區的活動意願也能增強。

● 支持性治療，當疾病無法治癒，甚至進行到末期時，過去傳統，末期病人會留在醫院做許多不必要的侵襲性治療，無法回到熟悉的社區接受照顧，家庭醫師有訓練背景，當末期病人回到社區時，可就近提供末期照顧及支持性治療。

● 婦女健康照護，家庭醫師在婦兒科也有一定的訓練，常見的婦女保健及健康維護的工作，當然難不了他，家庭醫師皆可擔任。

● 世界衛生組織不斷強調：在社區需特別注重心理健康方面的照顧！依據國外統計，近半年自殺的病人中，有30%曾看過家庭醫師，因此家庭醫師如何在第一線，妥善的照顧有心理健康問題的

病人，是個重要的課題，這也是家庭醫師養成教育中，特別著重的部分。

● 家庭醫師是病人權益的擁護者。

和家庭醫師做朋友，是每一個社區民眾應該擁有的權益，書閱讀到這裡，何不停下來想一下，誰是你的家庭醫師？尤其是老人與小孩，如果有在地社區熟悉的家庭醫師照護，家中的青壯人口，就可放心在職場上為前途奮鬥，何嘗不是社會國家之福。有一位值得信賴的家庭醫師，對家庭基本照護協助還有：

● 發覺易受疾病傷害的家庭，給予額外的支持，當發生嚴重疾病時，能提供適當的資訊。家人有危急時，如重症、末期疾病、喪失親人時，能很快跟家屬見面會商。

● 當病家需要幫忙時，比如出院，會主動聯絡關心，協助後續調養。

● 發覺容易生病或受傷害的家庭成員，也就是所謂的「隱藏性病人」，能事先預警提醒小心防範。

● 能細心觀察出誰是家裡的替罪羔羊受氣包，或因家庭問題，已有身心症纏身，幫忙預做心理建設。

● 在家庭發生衝突時，可「秉公」提議舉行家庭會商。

專業背景與素養，可以確定家庭醫師會以他們自己的方式，來幫助身心有問題前來求助的病人，在他們家庭受到傷害時，提供支持，能自覺地解決問題。雖然家庭醫師可能無法扮演家庭治療者的角色，但可以幫助他們，轉介給適當的家庭治療專家來解決家庭問題。

第三章

奔波就醫真的比較好嗎

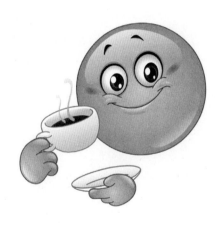

基層醫療 & 社區醫院

　　爲了獲得連貫性的完整健康照顧，我們在平時都該有一位家庭醫師，爲自己處理第一線的健康問題，同時在需要精密儀器檢查或住院手術時，也可以及時有效的轉診到適當的醫院去接受進一步的醫療。因此透過家庭醫師整合照護計畫中「基層醫療院所」與「社區醫院」的合作互動，可以讓大家獲得最快速有效的在地化健康醫療服務。

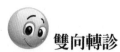

雙向轉診

　　民國 89 年起，台灣開始推行社區醫療群，社區醫療群的設計，是基層院所與社區醫院緊密結合落實「雙向轉診」。一般看診與檢查，可以在診所完成；如果需要較精密儀器，例如 X 光、超音波、腸胃鏡、電腦斷層攝影，

就透過轉診到社區醫院執行。如此一來診所不用提列昂貴的儀器成本，而醫院的儀器也可以減少閒置。

醫療群的家庭醫師相互支援，社區醫院的醫師可以來診所協助看診，診所的醫師也可以在醫院看共同照護門診，並可進修加強醫學新知。透過團隊合作的照護模式，病患可以得到更多的健康保障。

隨著醫療分工愈來愈專科化，使得民眾看病往往也要看多科醫師，尤其是有多重慢性疾病的人。若是在地的家庭醫師能夠將病患的疾病先做好整合，了解病患的健康問題，通常病人就不用再到處奔波。當基層醫療院所的醫師，發現病患有需要做進一步的檢查或治療時，若是能夠順便幫助病人轉介到社區醫院，去找到合適的次專科醫師，這樣病患在轉診時也能夠省去諸多不便。

當在醫院治療穩定出院之後，病患還是能夠回到熟悉方便的基層醫療院所繼續做追蹤治療。政府推動的整合性醫療照護用意，便是將「基層醫療院所」與「社區醫院」做一個很好的整合，不但讓病患可以安心地在熟悉的地方就醫，即使需要進一步轉介，也能夠很方便的找到合適的專科醫師。

目前台灣各地，有 **365** 個社區醫療群積極運作照護病人，成效良好。但因普及性仍不夠，很多人都還不知道，原來自己也可以加入在地的社區醫療群照顧，政府應擴大宣導辦理。

有病先看基層醫師，後送檢查與治療可以在社區醫院完成，對醫療資源與社會成本撙節來說，的確是有必要，該後送到專治急重症的醫學中心，社區醫院也絕不敢隨便耽誤。這樣不但可減少醫療支出，大家就醫也不需奔波，更不用忍耐「三長兩短」的來去匆匆，以及擔心大型醫院的院內感染問題。

1978 年 **Alma-Ata** 宣言，世界衛生組織定義：

基層醫療為提供社區民眾必要的健康照護，是以科學上健全的、妥當的，以及社會可接受的技術與方法，為民眾提供第一線的健康照護。對社區中的每一個人、每一個家庭來說，都具有普遍性、可近性及方便性，同時基層醫療所提供的服務，是該社區或該國家在財力上所能負擔得起的。

　　基層醫療的家庭醫師團隊，能對每一位民眾來求診的病人及其家庭，擔負起身心靈的健康照護的責任；換句話說，從出生前的產前檢查、出生、嬰幼兒的照顧，到青少年的青春期，甚至成年老人，由子宮到死亡的終身連續性照顧，家庭醫師都有著墨之處。這些是一般醫院所沒辦法做到，但卻是基層醫療家庭醫師所具有的強項。

　　理論上來說，如果民眾在社區生活、工作，能夠有一個良好的基層醫療團隊或是家庭醫師團隊來照顧，不但醫療上可以得到保障，在健康促進維護上當然是可以得到更好的照顧。台灣過去二、三十年來醫院急速的發展，大醫院盛行，病床設置大量增加已超過實際需求，但因醫療需求一再被誤用，生病等床似乎總抱怨連天般難解。

　　假使大部分的病人都能在社區得到良好的基層醫療照顧，醫院的病床就不會過於擁擠，同時老年人生病時，也不必離鄉背井跨縣市奔波就治，細算趙趙南來北往，花費的社會成本難以估計。

　　世界衛生組織統計過去實證研究一百多篇的論文所做出的結論與宣示：

　　一個國家的醫療體系若能強化社區醫療，各項疾病罹病率會降低，早產兒死亡率較低，呼吸系統及心臟血管疾病之死亡率也較低，同時病人滿意度較高，總醫療支出較低；就醫可近性及持續性較高，就醫的公平性也較佳。

　　西元 2000 年時，世界衛生組織公布對各國做健康水平的評估結果，發現國民健康水平最高的國家是法國，其次是希臘，美國耗費了相當巨大的醫療支出，僅排行在十七位。世界衛生組織分析其原因，發現：

　　一個國家國民健康水平的關鍵，繫乎於基層醫療的水準是否足夠，並不在於醫院醫療的強大。因為醫院醫療的高科技與專科技術是各國容易學習的，但如何在社區讓民眾得到周全的照顧、就醫的公平性、可近性及持續性方面的追求，是比醫院醫療更加困難的工作。

　　近年來，台灣努力以社區醫療群實行家庭醫師制度，就是希望大家在社區能夠得到完整的基層醫療照顧，這努力除了政府與醫界需力行外，大家是否能了解家庭醫師的

重要性，願不願意去找到自己的家庭醫師，是制度的成敗關鍵。

 ## 厝邊好醫師、社區好醫院

談到社區醫院的角色，必須先探討台灣醫療體系目前所面臨的困境：

- 民眾缺乏社區照顧的專責醫師，無法獲得整體性及持續性的醫療健康服務。
- 醫療以治療為主，忽略預防性保健服務。
- 醫療單位間缺乏合作，分級醫療及轉診制度難落實。
- 基層醫療萎縮，醫療體系過度專科化。
- 人口老化及新興疾病衝擊醫療體系，衍生各種醫療照顧需求與問題。在醫療品質的問題上，社區民眾無法得到持續性及整合性之照護，醫療單位缺乏完整醫學繼續教育訓練，民眾對所接受之服務，無法判斷其品質之優劣，醫病之間存在著資訊不對等之現象，種種的問題該如何解決，推行

社區醫療保健是一個重要的方向。

基層醫療與社區醫院需要相輔相成，社區醫院需在社區主動擔任起整體性醫療保健的協助角色，針對基層醫師們在人力以及時間所無法提供的醫療保健，應該給予協助與填補。照理說彼此應各展所長，合作無間，而不是惡性競爭。

過去三十年，台灣基層醫療與地區醫院關係相當惡劣，完全無醫療機構間的互動，如此的惡性循環導，致民眾到基層醫療或社區醫院，在健康的維護上完全沒有連繫。社區民眾難以得到完整的照顧，而在地社區裡許多醫療保健真正的需要，也因此無法滿足。社區醫院的角色絕不是要與基層醫療「搶病人」，而是協助基層醫療，提供無法達成的醫療保健服務。

社區型的醫院，包括地區醫院或區域醫院，不應像醫學中心，過於強調高科技醫療器材服務的「軍備競賽」，除了針對社區民眾的醫療保健需求，提供符合需求的服務外，應擔任起地方衛生醫療主導角色。

　　衛生署一再聲明，社區型的醫院應積極發揮其具有社區性的功能，舉例來說，弱勢就醫、傳染病的防治、緊急災難的應變、社區醫療長期照護、預防保健、甚至是衛教篩檢與政令方面的宣導，社區醫院如能針對社區民眾的需求提供適切服務，不但與基層醫療的服務工作有所區別，同時可整體提升社區醫療體系照護能力，以目前台灣小型醫院經營不易的情況之下，是可走出一條光明大道的。

　　這十多年來，我與許多令人尊敬的前輩，一直努力建構社區醫療體系，讓社區醫院與基層醫療團隊結合，共同在社區提供全人照顧，社區醫院除協助基層醫療團隊，實行家庭醫師的醫療照護外，當配合衛生疾病防治與衛生教育宣導，幫助基層醫師團隊做進一步的醫療服務與教學研究，如此一個完整的社區醫療體系，不但提供了民眾可近性、持續性、周全性與協調性的照顧，也可建構一個「以病人爲中心」的就醫環境。

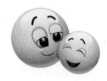

以人爲中心的照護

以人爲中心的健康照護，好處在於：

● **真正了解並祛除病人的不適之苦**

這是醫療人員最重要的任務，過去醫學教育對於病人的病苦這一課題，並未做深入的探討，因此即使是在優秀的醫師手上，病苦不但發生於疾病的過程中，也常因醫師給予的治療而產生。

「以病人爲中心的健康照護」強調全人了解，醫療人員必須透過對於人性、情意的感知，經由人文的觀點深入了解病人的「病苦」；以病人的觀點來剖析了解病人的行爲或經驗所具有的意義。

「病苦」源於人的「完整性」因疾病而受到傷害，是超出於肉體的痛苦感覺。「以病人爲中心的健康照護」最主要的基礎即是對於人的「完整性」與生病關聯間的了解。

● **尊重病人的自主性**

　　之所以強調尊重病人的自主，有助於避免醫療權力的誤用！醫療人員在健康照護過程中，必須向病人詳細說明病情、相關的治療方式及可能產生的後果，在充分的資源提供下，讓病人依據自己的價值觀、需求及個人的「偏好」做選擇。

● 病人主動參與，提高療程安全

　　過去醫學的訓練著重於器官系統，所以疾病導向的診治，對醫學生與醫療人員來說並不困難。但以人為中心的照護牽涉心理、生理、家庭、靈性等各方面，並非容易，醫界自當以病人為中心繼續努力。

　　許多研究顯示：能夠主動參與健康照護團隊的病人，對於健康照護照顧的滿足感較高，由健康照護人員端獲得更多的資訊與支持，比方診療時間增加，對健康的控制感也會提高。讓病人主動參與健康照護團隊，可以降低發生健康照護錯誤的風險，提高病人的安全。

　　如何執行以病人為中心的健康照護？在臨床上需有所改變，評估病人的主訴應以「整體診斷」，以病人為中心了解病人需求。包含探討病人的感受、對所患疾病的認知，以及身體功能變化所造成的影響，了解病人的

預後期待，找出病人與醫療人員之間的共識，以「共同參與」的方式來做健康照護選擇，將疾病預防與健康促進，納入病人的健康照護計畫。

在美國，醫療保健改革的挑戰，是如何在最少的成本下，讓全體美國居民普遍都能接受到一貫地高品質的照顧。當前的改革討論中已體認到：

高品質的醫療照顧，成功要件必須從分散走向協調，從高度專科化的照顧模式，走向基層醫療整合照護與預防保健。

其中一個備受肯定的模式是「以病人為中心的醫療家園」（the patient-centered medical home, PCMH，簡稱醫療家園）。構成醫療家園模式的四大基石為：基層醫療照護、以病人為中心的照護、創新照護模式、支付制度改革。

在創新照護模式的面向，其中一個重要成分是改善健康紀錄資訊系統，在各個系統間可以互相操作以提高效率。

　　在支付制度改革方面，意在補償「整合式照護」、「照護管理」與「醫療諮詢」的付出。該模式還做了病例組合不同的財務識別，透過臨床資訊技術的使用，減少住院並增進品質。雖然醫療家園在基層醫療當中是一個新名詞，但是初步成果倒是令人振奮。從最新研究可知，已有十一個以上的歐美國家逐步採取以醫療家園的模式，給予多重慢性病患基層醫療照護。

　　這份研究顯示，相較於未接受醫療家園照護的病人，這些已接受醫療家園照護的病患，給予醫療家園的醫療模式更高的評價。因為照護的整合，可以減少病患看多專科的不便，達到更好的醫療品質。

　　以高血壓的控制為例，在澳洲，未加入醫療家園的多重慢性病人，高血壓控制率約只有71%，但是加入醫療家園的多重慢性病人，其高血壓控制率，可以達到85%；相同的現象也在美國發生，加入醫療家園的病人，高血壓控制率高達90%，未加入醫療家園的高血壓控制率只有76%。這些國外的例子，值得面臨健保困境的台灣好好參考。

整合性照護醫療，
你我能得到什麼好處

　　參加家庭醫師整合照護計畫，可以擁有最了解自己健康疾病狀況的家庭醫師，除了接受專業的第一線疾病處理，以及必要時的雙向轉診服務之外，可以透過家庭醫師所提供的衛生教育，健康疾病的管理機制，培養更多自我健康照護的能力，進而在日常生活中，發揮促進健康與預防疾病的真正實質效益。

 ## 看病不用再被分割

　　透過整合性照護，看病不用再被分割，以全人角度來處理不同分科的疾病。減少看診時間，節省醫療費用，更可以避免重複的用藥。其實，藉由整合性照護，民眾可以

更健康，並且減少就醫次數，必要時醫師透過轉診給予最適當的醫療，醫病關係有更良好的溝通。加上整合性照護機制提供了 24 小時的諮詢服務，讓民眾不會因病痛的未知性而擔心。

iphone 的催生者，蘋果電腦前執行長賈伯斯，他的理念是如何將夢想落實，如何使民眾生活品質提升，重視的是「使用者的想法」，而不僅做做是民意調查，事實證明他的理念與努力，創造了 3C 科技的奇蹟。一個國家若有成爲醫療大國的美夢，則必須提升病人生活品質，老有所終，即民之所欲，永存醫心，念茲在茲。

現今的醫療體系，有辦法提供整合性照護，給民眾最有效率的周全性醫療照護嗎？以目前的狀況來說，即使在大醫院仍是很困難。

一位快六十歲的公司副總，接受了某大醫院健檢中心的檢查，健檢報告上註明著：

- 輕微白內障，請到眼科門診診治。
- 輕微牙周病，請到牙科門診診治。
- 中度肥胖，請到肥胖門診診治。
- 胸部 X 光肺紋增加，請到胸腔內科追蹤診治。

- 胸前皮膚蟹足腫，請到皮膚科門診診治。
- 右肩關節退化，請到骨科門診診治。
- 輕微冠狀動脈病變，請到心臟內科門診診治。
- 高血壓，請到內科門診診治。
- 高血脂症，請到新陳代謝科門診診治。
- 中度脂肪肝，請到消化內科門診診治。
- 膽囊結石，請到肝膽科門診診治。
- 輕微胃炎，請到消化內科門診診治。
- 結腸息肉（已割除），請到大腸直腸外科門診追蹤。
- 長期失眠，請到精神科門診診治。

林林總總共有 25 項的健康問題，被建議到十幾個專科別去看病。分析這位快六十歲男性民眾所擁有的健康問題，以他的年齡層來看，其實是很常見也很普遍的，是早期就需要注意處置的，改善方式包括：

- 生活型態的改變，如能在飲食上少油、少鹽。
- 增加運動的次數，包括運動的強度、頻度等的設計，相信輕微的高血壓、高血脂等問題都可得到改善，甚至藥物可用到最少，而其身體上有輕微的各種器官病變，在定期健康照護規劃定期追蹤即可。

● 心理上因工作壓力導致長期失眠，可經由心理認知
　行為的改進讓失眠狀況得以改善。

　　如果能由一位有經驗的家庭醫師協助安排，這位副總
就能用最少的時間，做最有效率的處理，同時由於及早著
重在預防保健，藥物可用到最少，不但可提升生活品質，
改善健康狀況，對健保而言，也省下不少的醫療費用。

疾病雖然多元化，但仍有跡可循

　　疾病百百種，症狀更是多元化，但如以性別、年齡區
分皆有跡可循，如果醫療團隊花時間整理病人的健康問
題，提出周全性的健康照護計畫，你我的健康皆可做有效
率的處理。在面臨兵敗如山倒的台灣就醫環境，要自保，
還是請先找到我們信賴的家庭醫師，他便可完善的幫忙做
好健康管理。

如何加入家庭醫師整合照護計畫

只要有加入健保！

你便可選擇參與計畫的診所醫師，登記為你的家庭醫師，但不限制你的就醫選擇，不是之後都只能看這個醫師。加入計畫後，平時可有專屬家庭醫師提供健康諮詢、24 小時電話諮詢、預防保健等醫療服務，萬一突然發生急、重症，需到大醫院檢驗、手術，可由對自己病史最了解的家庭醫師幫忙轉診到合作醫院，解決心慌意亂無所適從的到處找醫師、找醫院、找關係的窘境。

在家庭醫師整合照護計畫中，有所謂的「社區醫療群組織」運作，是指在同一個地區，特約西醫診所 5-10 家為單位所組成，醫師群需具有內科、外科、婦產科、小兒科或家庭醫學科專科醫師資格，並與 1-2 家在地社區醫院，作為合作對象，建立轉診及合作機制，開辦共同照護門診，建立以社區為範疇、以民眾為對象的社區照護網絡。

參與這項計畫的社區醫療群，在安排病人轉診後，會

追蹤病人後送醫院的治療結果，看是否出院後需再做些什麼後續的治療。而且醫師群也會共同提供 24 時緊急電話諮詢服務給民眾會員，當有緊急狀況發生時，民眾能立即獲得醫療諮詢服務，如此一來，除了可掌握病患最佳醫治時間外，並可進一步減少民眾就醫需求的不知所措。

　　良好的整合性健康照護體系，是藉由醫師們與醫院間的垂直與水平整合，提供周全性及連續性的醫療照護，使民眾在體系中得到最佳的健康照護。一個良好的整合性照護體系，可提升醫療品質、成本效益，相對也提高醫療服務者的競爭力與自主權，同時藉由整合性照護的推展，可改變醫療服務，創造醫療需求的行為模式。

　　在台灣整合性照護的理念，很早就在山地及離島等醫療缺乏地區，有類似的「整合性醫療服務計畫」在試辦；其實整合性照護計畫不只在山地及離島，包括都會型所有社區，都需要這樣的照護體系。近十年來，健保局努力推展本土化家庭醫師制度，希望打破以往醫院間惡性競爭的不良關係，在社區中提供便利的整體性健康服務，同時利用醫療院所之間的整合來增進醫療品質，降低醫療成本，希望形成民眾、醫療提供者與保險機構三贏的結局。

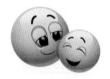 ## 高齡化，將是慢性病的醫療

　　未來的社會，將是一個慢性病的醫療社會，尤其高齡化之後，慢性病醫療管理相當重要，因為慢性病會造成社會的負擔包括：

- 慢性病盛行率急速提升。
- 隨著社會的老化，各種疾病、失能、死亡的發生率增加。
- 由於慢性病的問題，導致生活品質降低。
- 慢性病造成醫療或社會成本支出增加，同時家庭成員、照顧者的壓力，以及因壓力所產生的憂鬱程度皆不可小覷。

　　為了迎接未來高齡化的社會，今日的醫療體系若不立即改變，明日將承擔苦果。因此，為符合高齡化社會的需求，提供整合型照護體系是很重要的。

　　民眾在生病前，如能有正確有效的預防方法，而在生病時，能夠接受以病人為中心的醫療照護，在生病

後，可有正確且有尊嚴的復健及支持是最幸福的；這也就是「全人照護」的精神。

在醫療體系面推展全人照護，對民眾而言是目前急需且重要的事！目標是希望對病患的照護，能達到深度與廣度兼顧境界。全人照護是世界的趨勢，在現今的醫學教育與畢業後醫療訓練中，應特別著重在以病人為中心的全人照護，希望所有的醫師都能具備全人、全家、全社區照顧的態度與能力。

執醫學教育牛耳的台大醫學院，不僅著重於醫學教育的改革，十餘年來亦關心整個醫療體系的成敗，因此支持推展家庭醫師制度的社區醫療群，建議醫界都能秉持共同的理念，提供高品質的、有效率的醫療服務。

醫療行為是「道德良心」及「專業素養」的服務工作，也是一種犧牲奉獻，除病救命的崇高職業。醫療的執行，必須發揮團隊精神，互助配合，共同支援；另一方面也需要病人的合作、家屬及社會的支持。

21 世紀的醫療，會逐漸走向預防重於治療，重視早期診斷及早期治療，會轉變成門診治療多於住院治療。社

　　區的醫療網發達、一般醫療執業醫師增多而專科醫療醫師減少，會是將來的醫療趨勢。

　　而教學醫院應負的責任，是住院醫師的一般醫學訓練；所有的住院醫師均應先接受一般醫學訓練，取得最基本的臨床經驗後，再進行分科。教學醫院的院長，必須由具備教育理念及服務熱忱的教師來擔當，而不應該讓醫院的經營，成為「營利導向」。

　　在醫界與教育界共同呼籲：「建立全人照護模式」下，新修的健保法也特別強調，需建立家庭責任醫師制度！在新修的健保法第 44 條特別註明：「保險人為促進預防醫學、落實轉診制度，並提升醫療品質與醫病關係，應訂定家庭責任醫師制度。前項家庭責任醫師制度之給付，應採論人計酬為實施原則。」未來健保推展「家庭責任醫師制度」的實施，是應時勢所趨，對大家健康做更好照顧的必須。

　　目前台灣已有 365 個社區醫療群正在積極運作，讀者若想了解您的在地社區是否有社區醫療群，可上中央健保局網站 http://www.nhi.gov.tw/ 查詢。

查詢步驟：

● 點選網頁左欄下方「醫事機構」。

● 進入網頁點選「家庭醫師整合照護計畫：會員專區」。

● 點選「查詢住家附近的家庭醫師」，輸入自家所在地，即可依縣市及鄉鎮市別，查詢全台灣各家庭醫師整合性照護計畫院所。

　　如果目前找不到健保局簽約的社區醫療群家庭醫師，來登記為「健康家庭會員」，也不用擔心。只要在社區就近找一家有證照的診所，與醫師長期互動，以目前基層醫療品質日益提升情況來說，一樣可以擁有「健康家庭會員」的健康照護品質。

　　家庭責任醫師制度，較理想的支付制度被公認應採「論人計酬」，雖然新修健保法有明訂此支付制度，但在台灣是否可行，仍需多討論與研議。為了探討適合台灣本土的支付制度，健保局也在台灣幾個地區（如金山、

台中東區、彰化彰濱等）進行試辦計畫，來評估成效與可行性。

　　主要是期望基層醫師們將全民照顧得更健康，完成無病不生病、小病不變大病、大病不變重病的理想。經由基層醫師對預防醫學及健康促進的努力，除了能保障你我大家更加健康外，也可減少許多不必要的醫療花費，耗時的奔波與等待，同時醫師能在用心照顧病人中，得到較合理的給付回饋，如衛教諮詢或居家照護等費用，創造未來民眾、醫界與政府三贏的局面。

免費 24 小時緊急諮詢專線

當一個人突然發生異常的症狀或徵候時，往往因爲分不清楚發生的原因，是來自病情的變化？藥物的作用？或是其他併發症？不知道情況是否嚴重？也不清楚必要的處理方式，而顯得非常的緊張、焦慮與不安，直截就想到立刻衝去掛急診。如果我們參與了家庭醫師整合照護計畫中的「24 小時緊急諮詢專線」服務，就可以享有即時、有效解決不知如何處理的困擾。

24 小時緊急諮詢專線接通後，不論是由家庭醫師親自接聽，或由醫師委託專業護理師回答諮詢，都可以初步了解你的不適提供建議，也可以減少不必要的急診奔波。因爲在平時，家庭醫師已有你個人完整的健康檔案，當生病不舒服了，他當然就可以立即有效地掌握病情，給予適當處置。

如果需要急診，可以協助先與急診醫師溝通，以免急診因人滿為患，或有嚴重病情反被忽略耽擱的情況發生；再則如果經醫護口頭指導處置後，病情有所改善，便可以隔天再到家庭醫師門診做追蹤治療。

 省時省事的一舉數得

家人生病時，如有 24 小時諮詢專線，取得即時的建議或有效的轉介，著實令人安心不少。家庭醫師所強調的「以病人為中心的醫療照護」，不就是大家生病時，可安全就醫的根本之道嗎？

當家庭醫師與病人進行一再的問診對話，所產生的了解、接受、確認共同治療目標、相關照護計畫，絕對比大醫院門診的倉促、來不及表達清楚，要仔細得多多了；家庭醫師較有時間來考慮病人的個別化、情緒需求、價值觀，及生活中某些事件，會對病情造成影響。

家庭醫師會讓親友共同參與決策、支持家屬如何成為稱職的照顧者；這些適時、個別化、加上專業症狀處置，自然會減輕病人的害怕與焦慮；開放的態度，以病人能聽

懂的語言來談病情、療程，家庭醫師的諸如此類作為，都
能讓病人得到更多的自主與尊重，在改善病人健康狀態及
預後，能有很大的助益。

　　重要的是，若病人能參與醫療照護的決定與處置時，
可以有較好的結果、較低的治療成本，並有較佳的身體功
能恢復。因此平常多與家庭醫師互動，建立好個人及家庭
的健康檔案，有任何健康問題尋求家庭醫師幫忙，應是最
令人安心的就醫模式。

　　以台大醫院所合作的三個社區醫療群為例，針對24
小時電話諮詢的紀錄統計，執行中心在半年內接到的電話
諮詢只有24通（有不少是家庭醫師諮詢後沒時間記錄），
其中最多的是有關於小兒相關的健康問題，其次是有關於
健康會員們接受過檢查及報告的相關諮詢，再來則是發燒
以及氣喘相關的問題。

　　舉三個實例來說：

　　執行24小時電話諮詢專線的家庭醫師在半夜3:50接
到一位媽媽打來的電話：「我3歲的兒子有氣喘體質，晚
間疑似吃了炸玉米片而導致氣喘發作，持續一直咳嗽、有
微弱氣喘，已服用抗組織胺及類固醇吸入劑，稍有改善，

想問醫師接下來要怎麼辦？」

　　被諮詢醫師的處理情況，是先詢問目前症狀，同時教導如何判斷兒童「呼吸喘」及「呼吸費力」的相關情形，交代避免可能引起氣喘惡化的物質，在經過安慰解釋後，特別建議如果呼吸喘與費力狀況無明顯改善，可至合作醫院急診，吸支氣管擴張劑，來緩解支氣管之收縮，後續有需要，歡迎再來電詢問。

　　半夜 12:50，一位媽媽打電話來：「我孩子晚上鼻塞，哭鬧不停，無發燒、流鼻水等其他症狀，他 4 歲有過敏體質，有在服用抗組織胺藥水，但還是在鼻塞。」

　　諮詢醫師即詢問當下症狀、過去病史，向媽媽解釋抗組織胺的藥效，需要一段時間，建議給予熱毛巾熱敷鼻子，幫助症狀緩解和安撫，鼻塞情形如能改善，小孩就不會哭鬧，家屬也可稍微喘口氣、休息一下，隔天早上再找原照顧的家庭醫師做診療，媽媽聽完醫師的說明與指導後，寬心很多。

　　三個月大的嬰兒，媽媽在電話中焦急追問：「有看過醫生了，孩子日夜哭鬧，他不舒服，剛發現臉及軀幹長疹子，手腳沒，我又不想半夜跑急診怕寶寶吹到風更糟。」

諮詢醫師先詢問媽媽：「小嬰兒有沒有發燒？」

「沒有！」

「食慾跟精神狀況呢？」

「食慾變比較差，只有原來的七、八成吧，精神狀況是還好。」

沒發燒，不一定是玫瑰疹，可能是其他病毒疹。因食慾與精神還好，所以請媽媽不必擔心，明日再到原照顧的家庭醫師診所做診治即可。

由這些個案可看出，如果諮詢醫師沒有給適當的安慰及解釋，父母不僅半夜不得安眠，甚至必須帶著孩子衝急診尋求診療。24 小時的電話諮詢服務，真的可幫助病人得到更有品質的照顧，減少不必要的急診需求。

 ## 醫療難民，跑急診也沒轍

當大家擔心，台灣將像日本一樣，可能走向醫療崩壞，開始是醫療環境惡化導致醫護過勞，接著醫護不得不捨棄他們原充滿熱忱的醫療志業，到後來，是大家可能淪為醫療難民，屆時該怎麼辦？

美國醫療機構評鑑聯合會（Joint Commission on Accreditation of Healthcare Organizations，簡稱JCAHO）報告：超過53%延誤治療的警訊事件，發生在急診，因急診壅塞所造成就占了31%。也有報告證實：急診重症病人，如果無法在6小時內入住加護病房，結果不僅住院天數會因此拉長，病人的死亡率也會從8.4%上升至10.7%。在急診壅塞時段，疾病嚴重度高的病人，有較高的死亡率；壅塞時段也讓急診病人在第2天、第7天死亡率增加了30%。

急診醫療的困境，不僅會影響病人的安全，更對有限的醫療資源造成一種無形的浪費。

據健保局99年4月至100年3月急救責任醫院相關統計，檢傷分類第4級及第5級病患病況較不危急，醫師可於一小時以後看診之病人，約占全部急診就醫的25%，此類病人，應儘速加以紓解，沒有必要去擠急診。

如何使不危急的病人，能夠先在自己的社區便得到完整與安心的照護，是相關主管機關必須正視與宣導的重要

課題。病人身體不舒服，也不知原因，自然會焦慮擔心，如果沒有自己信任的家庭醫師或社區醫院，當然只能衝急診，這是制度的不良使然。

　　衛生署從民國 98 年起，在社區建立周全與連續的整合性照護，期使全民有任何疾病問題，能有家庭醫師團隊做第一線諮詢及分擔，自然可使大家安心就近看診。真的沒有人喜歡去面對混亂、吵雜、冗長等待的急診，政府應朝這個正確方向繼續努力，讓全民健康獲得安心的保障。

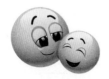

相互體諒下的醫病關係

半夜抱著小孩跑急診，或叫救護車送老人家，是很多家有老小家庭的夢魘。就算衝到急診，當事人很急，可是經檢傷分級，你很急、醫護認為你沒那麼急，先一旁等等、待會兒忙到一個段落再說。

健保局在規劃「家庭醫師整合性照護計畫」時特別要求設立家庭會員 24 小時緊急諮詢專線：參與計畫社區醫療群，需提供 24 小時緊急電話諮詢服務，讓會員家庭在緊急狀況發生時，能立即獲得諮詢服務。掌握病患最佳醫治時間外，進一步減少民眾不必要的就醫需求。

24 小時緊急諮詢專線，是被列入整合性照護計畫的重要評核指標。每一個社區醫療群，全年至少會被抽檢測試 5 次，同時也鼓勵醫師，能夠打電話關懷病人，有效回答會員問題，並依實際服務品質，分階段給分；24 小時諮詢專線評分標準：

● 無人接聽、連續測試 3 通，每次間隔 10 分鐘還

沒人接聽，0 分。

● 執行中心或醫院人員接聽，無法解決會員問題例
　如不了解家醫計畫、簡單回答等，3 分。

● 執行中心或醫院人員接聽，可以專業解答會員問
　題，如發燒如何處理、了解病況，10 分。

● 接聽並能即時轉達收案醫師，且收案醫師 20 分
　鐘內即時 call out 回電，10 分。

　　當初社區醫療群要設立 24 小時電話諮詢專線時，
確實有不少醫師提出不同意見，因醫師也需要休息，但
也有醫師強力支持，認為這是對病人照顧的責任，依照
過去社區醫療群運作的經驗，願意將自己的電話提供給
病人，這樣醫病關係反而會比較好。

　　24 小時緊急諮詢專線實施以來，發現病人如有問題
時，會相互體諒，考慮是否會過於打擾到醫師，所以極少
有病人會因小毛病就一直打電話諮詢。從經驗印證，家庭
醫師生活作息並未受到太多干擾。

　　同時因社區醫療群的諮詢電話是由醫師們輪流，或

是由專業護理師來負責，在時間的調配上並不至於造成醫師太大的負擔。反倒是運作得當，民眾的健康問題，可以得到立即完整的答覆，還頗受使用過民眾肯定。如果全台各地都能有這樣的 24 小時緊急諮詢專線，相信可減少許多未必非衝急診不可的情形。

「健康家庭會員」福利

　　參加招募成爲「健康家庭會員」，可以讓家庭醫師透過更正式、完整的健康管理機制，爲你我做更妥適的個人健康醫療照護規劃。以個人爲對象，家庭爲單位、以社區爲範疇的家庭醫師服務方式，可以提供有別於一般有病看病的醫療服務層次。

 轉介社區醫院可節省費用

　　成爲「健康家庭會員」的好處，是家庭醫師熟悉病人的健康狀況，從耐心仔細的問診中，依據心理與生理狀態，及社區相關資源，提供全人照護，若是需要做進一步檢查與治療，會將病人轉介至醫療資源更完備的社區醫院，許多醫院站在鼓勵立場，「轉診及轉檢可免掛號費」，

能幫民眾節省不少時間與金錢。

家庭醫師會主動關心你的健康篩檢，會提供最新的衛教資訊，甚至辦理社區活動，讓大家能有更正確的自我健康照護知識。當需要到醫院進一步診治時，可以幫忙直接掛號合適的專科，可減免「轉診及轉檢掛號費」外，還與合作醫院的資訊系統共享，不用重複檢查和治療。如果需要住院，家庭醫師可以與醫院主治醫師討論用藥，會到病房關心病情；出院後，完整的病歷摘要會跟著病人轉回診所，仍然就近在熟悉的社區診所接受持續照護。

 怎麼加入「健康家庭會員」

參加會員完全不需額外付費，相關費用由中央健康保險局支付。

民眾可先選擇住家附近社區醫療群的醫療院所，或上健保局網站查詢，並以家庭為單位，登記成為健康家庭會員。一個家庭以登記一位家庭醫師為原則，手續簡便，只需至當地診所做登錄，且完全免費。加入之後就有專屬家庭醫師提供疾病診治、衛教諮詢、預防保健、持續完整的

醫療照顧服務與 24 小時緊急諮詢電話。

領有健保卡民眾

↓

以「戶」為單位，選擇就近診所參加

↓

到診所填「會員同意書」+「個人健康資料」

↓

全家人都成為會員

● 會員同意書內容

親愛的先生（女士）您好：

　　爲了要推行「全民健康保險家庭醫師整合性照護制度試辦計畫」，以提供民眾整體性的醫療照顧，期望在民眾自由就醫的情況下，積極向民眾宣導「健康家庭」觀念，讓民眾能得到更周全完善的醫療服務。

　　希望您能撥冗，提供我們有關您個人及家庭的健康資料，您所塡寫的資料，除了提供家庭醫師整合式照護制度試辦計畫健康管理及品質監測外，絕不對外公開。謝謝！

　　敬祝

　　　　健康快樂

　　　　　　　○○○社區醫療群敬上

● 健康家庭會員同意書

　　吾等共＿＿＿＿人同意參加「全民健康保險家庭醫師整合性照護制度試辦計畫」。

　　爲提升社區醫療群服務品質，同意將所填寫的個人健康資料，提供給社區醫療群及參與家庭醫師整合式照護制度試辦計畫的基層醫療團隊醫師、合作醫院及其延伸之 24 小時電話諮詢服務中心，作爲健康管理之用。

　　惟本人有隨時終止提供個人家戶健康資料的權利。

同意人簽名：

日期：

□繼續　□首次參加

社區醫療群的由來

台灣醫療體系這幾十年的發展，見證了醫療資源由注重急性與傳染病的醫療服務，到目前逐步走向整合式照護的過程。回顧 1950 年代由於政府對醫療的規範鬆散，密醫甚多，醫療品質不高，直到 1960 年代，對醫事人員的培育及管理才逐漸步上軌道。

1970 年代開始，由於財團及私人醫院不斷設立，集合昂貴的醫療設備與器材，民眾被日新月異的醫療科技吸引到大型醫院看病。1985 年代，為了解決都市與鄉村醫療落差的問題，政府開始在各地辦理「群體醫療執業中心」，讓偏鄉有優秀醫師人力，被稱為基層醫療第一次革命。

1986 年政府實施專科醫師制度，許多醫師選擇留在醫院體系下服務，醫療開始走向專科化。1995 年全民健康保險開辦後，為了增加收入，各級醫院開始強調商業化的經營管理，並競相擴大門診部門，此舉雖然增加了醫療的可近性，但由於醫院內專科分工精細，許多症狀無法被

明確歸類的病人，經常在不同的專科間遊走，無法得到適
當的照顧。

　　有鑑於此，台大醫學院在當時謝博生院長推動下，
1997 年 7 月成立「社區醫學研究群」，以結合臨床醫學與
公共衛生的方式，融入社區，辦理以社區為基礎的醫學教
育，並宣導以社區為範疇的整合性醫療體系。1999 年 9
月 21 日，台灣發生百年來最嚴重的 921 大地震，台大醫
學院社區醫學研究群召集師生，迅速投入災後醫療衛生重
建。

　　這次的地震災後重建，突顯出基層醫療的重要性，隨
即在鹿谷鄉試辦以社區為主體的醫療體系；2001 年 7 月
開始，配合國立台灣大學雲林分部建校，在雲林地區成立
「台大雲林社區醫療中心」，並開辦「共同照護門診」，建
立「社區照護網絡」，試辦本土化之家庭醫師制度。

　　2002 年 7 月實施「社區醫療體系先導計畫」，選定台
北縣三重市（都市型整合性社區醫療體系）、桃園縣平鎮
市（市鄉混合型整合性社區醫療體系）、台中縣大雅鄉（市
鄉混合型整合性社區醫療體系）及南投縣鹿谷鄉（鄉村型
整合性醫療體系）等地建構以社區為主體的醫療體系，進

行社區醫療群實驗模式。三種不同性質的社區，由於醫療需求不盡相同，醫療體系的建構各具特色，才能合理發展。

2003 年爆發 SARS 疫情，突顯出台灣社區防疫功能不彰，社區醫療體系的不足，同年由全民健保開始試辦「家庭醫師整合性照護制度試辦計畫」。幾經發展推行與修正，於 2007 年 1 月 11 日正式公告「全民健康保險家庭醫師整合性照護計畫」，擴大落實本土化家庭醫師制度。

全國各地的基層醫療院所，可以選擇加入社區生活圈中的家庭醫師團隊，並在基層自主下，尋求與社區醫院形成合作關係的「社區醫療群」，組成家庭醫師團隊的各位醫師，在醫療服務工作上互相支援。在此所說的「基層醫療院所」也包含了各地的衛生所，如此不但能延續過去預防醫學的保健服務，同步也建構成整合性健康照護體系。

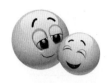

健康真的需要醫師協助管理

台灣各地目前正有 365 個社區醫療群在積極運作，以「全人、全家、全社區」模式照護病人，各社區醫療群健康家庭會員的滿意度也相當高。

在世界整合性照護的潮流中，是值得推展的本土化整合性照護模式。國際間包括美、英、加拿大、日本與南韓等國，都給予台灣社區醫療群家庭醫師制度最大肯定，許多國家，甚至海峽對岸，也都前來揣摩學習。

這樣的家庭醫師制度與社區照護網絡，從特定疾病的「疾病管理」開始，從以個人為核心的「個案管理」，擴大到以家庭成員為關注對象的「照護管理」，配合民眾與基層醫師的互動，讓民眾願意接受基層醫師的照護，成為基層醫師的家戶會員，而民眾的急慢性病，都可獲最完美照護。

這個計畫，平時也鼓勵基層醫師，在不影響診所業務的前提下，每週提撥部分時間到醫院看診，除了有助

於基層與醫院的合作外，也能提高基層醫師的服務能力。民眾到大醫院看診或住院，家庭醫師仍可到醫院幫忙與關懷，給病人的關懷不中斷。

第四章

陪你一起在地老化

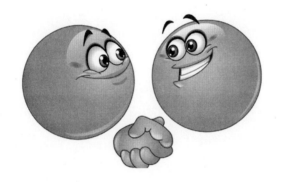

安養醫療，
不是「別人家」的事

　　老化雖然是人生必然的過程，但健康、成功的老化，卻可以降低身體結構、功能退化的程度，與罹病的風險。也可強化心理上，面對衝突挫折、情緒壓力時的調適能力、家庭與工作角色轉換的靈活因應，以及提升對生命意義、人生價值的靈性素養。

　　老人的照護應該分「居住」、「照護」、「醫療」三方面來思考。簡要的說，國家政策制定，應該改善老人的居住品質，考慮提供「社區居家式老人住宅」，預防因環境障礙造成的傷害。針對需要照護的老人，結合社區的醫療或醫療外團隊，給予照護，同時也能讓家屬有喘息的機會。

　　如果需要醫療介入，也應該以社區為範疇，建置社區內的老人醫療機構，同時有合作的「後送」體系，讓生病

的老人，可以在自己熟悉的地方，得享天年。無論是居家式服務、社區式，或機構式照顧，均應尊重老人家的自主選擇，給予有尊嚴及生活上基本的安全保障。

我們常看到獨居老人，孤單茫然的枯坐在門口，或躲在陰暗角落畏縮著、有些居住環境非常不堪的老人家、或行動困難不方便的老人家，很孤獨無助熬著數日子，這類的社會新聞報導媒體常見，讓人看了怵目驚心、於心不忍。

老人的照護問題，今天你我或許還沒面臨到，會覺得那是別人家的問題，與我無關。但是我們也終將成為老人家，在這個少子化的年代，當歲月無情催人老時，誰能守在身邊來照顧我們？老人照護問題，實已刻不容緩。老化、失能之後的照顧，應該是國家社會共同的責任，長期照護保險可幫忙減輕下一代照顧老人的負擔，應早日落實別再拖延擱置。

 面對老化問題，你家準備好了嗎

2012 年 6 月止，我國老年人口占全國人口比例為

10.98%，預估 2017 年，老年人口比例就會達到 14%，到 2030 年就會達到 30%。

　　隨著老年人口與 85 歲以上的老人增加，需要他人照護的失能老人總數也會增加。內政部 2009 年調查：台灣 65 歲以上老人中，75.9% 老人患有慢性或重大疾病，21.1% 的老人過去一年曾經住過院，覺得自己健康及身心功能狀況不好者占 27.2%，16.8% 自理日常起居活動有困難。

　　國內趨向小家庭制，2009 年統計資料顯示，台灣每戶家庭可以提供照護人力僅有 0.44 人，若是家裡還有小孩需要照護時，家中的老人在穿衣、進食、行走、如廁、洗澡等日常功能突然需要他人協助時，0.44 個人力將不夠協助照護工作，而會對家人造成身心上的沉重負擔。

　　我們都希望自己與家人即使邁入高齡，還能夠健康且有尊嚴的活著，即所謂「成功老化」。成功老化的層面，包含：

- 生理健康，即使有慢性病，也能被良好控制不影響生活功能。
- 心理健康，覺得日子過得很好，能愉快的享受人

生。

- 社會參與，能與他人持續互動，在需要時可以得到親朋好友協助，也能持續自己喜歡的休閒娛樂。
- 靈性歸屬，例如宗教信仰或其他心靈寄託，即使人生不順遂時也能提升自己的靈性層次，勇敢面對。
- 經濟自足，讓我們可以根據自己期望的生活水準過日子。

成功老化其實需要從年輕時就開始準備，例如維持健康生活習慣、定期體檢、培養興趣、維持家庭和樂、結交益友，提早進行退休金規畫……

家庭醫師可以幫忙我們及早做好健康管理，安排適合的健康檢查，生病時徹底恢復健康，失能時督促復健，生命末期時提供安寧緩和醫療照護，是協助我們自己和家人，能夠成功老化，提升身心靈照護品質的好朋友。

 有別於傳統的老人健康

老人健康問題，可能同時牽涉到生理、心理與社會等

層面，往往比年輕人複雜。

身體不好可能影響心理層面，造成焦慮、失眠或憂鬱；心情不好，可能會使他不想認真改善自己健康，造成惡性循環。對社會層面而言，萬一得了如腦中風這類會影響生活功能的疾病，家裡若沒有人力可以帶中風老人去復健，日常生活功能就沒有改善機會，使中風老人無法持續原本參與可以寄託心靈的活動，進而影響靈性的健康。

老年人若是好幾個器官都有問題，且同時看多科醫師，假使不同醫師的藥物沒有整合，可能增加副作用的機會。例如：

- 保護心臟的乙型交感神經拮抗劑，可能使已有慢性阻塞性肺疾老人的肺部功能惡化。
- 關節退化吃止痛藥，可能使腎功能很差的老人腎功能急速惡化而需洗腎。
- 吃安眠藥，可能使失智老人半夜起床時意識不清跌倒骨折。

若老人家急性疾患病情穩定後，可以由家庭醫師協助整合各科用藥，改由家庭醫師統一開立藥物，不但可減少藥物或疾病之間的交互作用，減少重複或彼此牴觸的藥

物，也能減輕老人在各科門診間奔波之苦。

　　部分老年健康問題是由多重原因造成，但是累積的效應，可能造成多重器官系統功能受損，我們稱之爲「老年症候群」，如跌倒、失禁、衰弱、譫妄、憂鬱、營養不良、失智等。解決問題的方法，不像傳統醫療，可以光靠開藥或開刀解決，例如：跌倒可能與下肢肌力差、平衡功能不良、視力模糊、頭暈、心律不整、失智、心情差…等都有相關。

　　若不整合治療，只改善老人視力，還是會因爲腿沒力氣而跌倒，所以需要周全性老年評估，才能眞正解決這些所謂「老年症候群」的問題。家庭醫師因爲長期照護老年個案與家人，可以分次耐心地用周全性老年評估工具，全面評估老人的生理、心理、智能、社會功能等問題，提供完整的照護計畫，適時轉介其他專科醫師、比如老年專科護理師、營養師、社工師、復健師、藥劑師等照護團隊，以團隊力量改善老人的健康會更有成效。

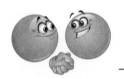

環環相扣的健康照護網

　　大部分老人的健康問題仍屬單純，只需要由家庭醫師提供持續性的全人照護即可。但若有老年症候群，如跌倒、失禁、衰弱、譫妄、憂鬱、營養不良、失智等，或是經常住院、近期功能快速退化，體重迅速減輕等問題時，往往需要整個老年醫療團隊共同照護老人健康。

　　其中的老人醫學專科醫師，可以協助家庭醫師更進一步的診斷與開立藥物。護理師負責追蹤管理健康問題，協調整合各專業人員意見，提供照護技巧訓練。營養師可提供營養補充建議，若老人吞嚥困難時，也可指導如何改變飲食材質方便吞嚥。社工師可評估老人的內在與外在資源，提供資源連結，協助解決照護問題。復健醫師與復健師可以協助功能重建，評估居家環境，提出改善建議。藥劑師可以協助藥物指導，與醫師討論藥物適當性，甚至有些藥師還會協助把藥分裝在藥盒裡，增加失智老人服藥的正確性。

　　老年照護團隊成員，雖然分別評估個案，但需要共同討論，決定老人諸多問題的優先處理順序，與個案和家屬討論治療方向後，由護理師擔任個案管理師，繼續追蹤老人問題是否真的得到改善。一般而言，在醫院的家庭醫學科醫師比較容易成立老年照護團隊，基層診所的家庭醫師也可以建立以醫師、護理師、藥劑師為核心的照護團隊，並且透過社區醫療群，與醫院資源連結，將個案轉介到有老年照護團隊的醫院接受評估，之後由家庭醫師協助在基層持續追蹤個案後續改善情形。若個案需要長期照護資源，也可以轉介長期照護管理示範中心，提供專業協助。

　　老人照護工作，通常可由基層診所的家庭醫師負責，但有時老人問題複雜，會需要轉介專科醫師處理特殊疾病、請老年照護團隊處理老年症候群、或利用醫院的檢查檢驗設備、若遇到緊急情形，需利用醫院急診搶救。

　　功能退化時，老人需利用復健資源、生命末期需要安寧緩和醫療。現在許多基層診所和醫院都聯合成立社

區醫療群，診所的家庭醫師可以和醫院共同合作，形成
健康照護網，提供老年病患在不同健康狀況下更好的連
續性照護。

日本的在地老化

日本的在地老化政策，強調：

透過社區整體照護制度，在社區內對年長者提供持續性、統合性多樣化照護服務，讓老人得以有尊嚴地在自己熟悉環境中繼續生活，希望藉由保健、醫療、社會福利等各項專業機構之配合，進而結合社區內公益團體，或社區活動等非官方力量資源，建構一個完善照護服務網。家庭醫師原本即具備的統合性協調性特質，可以在此社區照護服務中扮演相當重要的角色。

日本 2000 年，因應老人化社會推動的長期介護保險改革，立意甚佳；但因爲財源籌措問題引起國民反彈，首相甚至因此下台。如何設計費基，如何說服勞動人口分擔

老人風險，老人使用的自付額等，都應該仔細評估和公開說明。

在地老化的精神仍應是核心，依此建置居家與社區的連續性長期照顧服務，讓家庭照顧者獲得適當的喘息。就必須結合各地方資源，提供關懷訪視、電話問安、諮詢服務、送餐服務、文康休閒及長期照顧轉介服務等等，能以社區營造的精神，透過在地化社區照顧的落實，使失能老人得以留在社區生活，家庭照顧者也可獲得適當之喘息服務。

日本早於 1970 年就已邁入高齡化社會，至今對於老人照護的問題，發展出所謂的「在地老化」（aging in place）。在這樣的模式下，讓老人家能夠確實在自己熟悉的社區裡生活。相對社區要能提供非常多的服務內容，像是復健；到家裡幫忙老人的日常生活照料像沐浴、排泄、飲食；或日間托老照護機構，讓白天沒辦法照護失智症老人的家庭，白天可以有幫忙看護場所，晚上再回家由家人接手。

日本是亞洲最長壽的國家，與台灣之重視家庭文化相似，相較於歐美西方國家，日本以在地老化來替代中長期

照護服務，值得台灣學習。而台灣已有的家庭醫師制度與
老年醫學的良好發展，也是台灣重要的資產可加以善用。

 老人海嘯

　　台灣老化的速度全球第二快，據估計，到了 2025
年，台灣 65 歲以上的失智失能人數，就會從目前的 26
萬人，擴增為 48 萬人，人數倍增。假設一名老人有四位
家人，26 萬名失智失能老人的照料，衝擊的是上百萬台
灣民眾；當失智失能老人倍增，未來受衝擊的人也同樣倍
增。這波大批的人口老化，就像是一波「老人海嘯」，衝
擊所至，不能不先做好因應的準備。

　　人老了，對社會就沒貢獻了嗎？只剩下負擔了嗎？老
來的生活上一樣有吃穿、活動、醫療等需求，有些人年輕
時雖然努力工作，或許因為先天條件、或者因為時運不
濟、家庭因素種種，未能攢下足夠的錢來頤養天年，來度
過缺乏工作競爭力的老年生活，只好倚賴兒女，當然其中
也有好吃懶做自食惡果的人。而今整體經濟狀況不佳、年
輕人實質薪資減少，讓很多老人家寧可咬牙苦撐，也不想

跟兒女開口。

　　當老人因為生病或老邁等因素，造成失能而需他人照料，即便請外籍看護工，最起碼的開銷一個月都要超過兩萬元，這樣的長年累月負擔，不是一般小康家庭能夠承受的，老人海嘯會不會成為加重 M 型化社會，使得中產階級、貧困家庭，背負更沉重的經濟壓力、難以脫貧翻身。

　　日本的高齡與少子化舉世聞名，自 1975 年老年人口超過 7% 以來，2007 年日本人口開始出現負成長，老年人口也正式突破 20%，達到世界衛生組織（WHO）定義的超高齡社會，2011（平成 23 年）已達 23.3%。而生育方面，即便政府祭出鼓勵政策，婦女平均生育數始終維持在 1.2 ～ 1.3 左右。因此，比台灣（1993 年老年人口超過 7%）提早約 20 年出現人口老化現象的日本，研究高齡化對社會帶來的衝擊、政府的因應政策、效果評估、民間銀髮產業發展狀況、社會福利機構在老年照護投入程度等等，都值得我們借鏡。

老人親善環境概念

我們來談談老人親善環境的概念，設計高齡者環境或設施，要先知道高齡者的想法，老人是什麼？失能者又是什麼？他們的對應需求是什麼？親善環境應包含硬體與軟體的佈署。日本對於無障礙或老年親善環境，很早就開始重視，以座落於神栖市無障礙設施房子「Blue House」爲例，介紹老年親善環境的概念在於：

建造理念

Blue House 的 logo 是騾子、貓、公雞、狗組合成的圖騰，這是來自童話「不來梅樂團」的典故，故事大意是說騾、貓、公雞、狗因老邁被飼主遺棄趕出來，同病相憐，卻發揮本事趕走強盜獲得幸福。隱喻老人雖然高齡、但不見得就失能或沒有作用，也能發揮所長，追求春天。

實際設施

● 無障礙坡

Blue House 有一個很平緩的坡度（slope＜1/12），就算虛弱的人，自己推輪椅也能推上坡，這個無

障礙坡在東京的新幹線車站也有，在寸土寸金的東京，他們還是建了一條很長的坡道供輪椅使用。

● 玄關設計

不要有門檻，寬敞能通過輪椅。

● 拉門設計

日本建築使用許多拉門，可以節省空間，也減少輪椅使用者的障礙。

● 扶手

適當大小、高度，連續的扶手。

● 家具

桌椅的設計也要適合高齡者或失能者使用。

● 無障礙衛浴設備

這個日本人就厲害了，只要看過「東京國際居家照顧及復健輔具展」的人，一定會對各種衛浴的無障礙設施感到嘖嘖稱奇，從防滑、把手、馬桶、洗澡機到移位設備樣樣俱全。

● 採光

老年人的住宅要十分重視這個部分，設計時需同步考量日照方向、季節等因素。因為這與老人的心

情、跌倒預防都有關聯。

● 庭院造景與景觀設計

這個部分我覺得，日本的房屋在建造時比較重視，好的住宅一定要有優美的庭院與造景，否則怎麼稱得上優質居住環境？不過國人似乎對於維持優美的庭園，要付出的代價無法接受，甚至覺得是空間浪費、得多花時間、金錢開銷維護。

老年住宅、自宅改裝，應朝高齡親善環境改善

要符合高齡親善居住環境，台灣有許多需要改進的地方，包括現在正如火如荼的進行高齡友善城市，如何改造成為高齡友善城市？有必要全國都來建造高齡親善城市嗎？是政治人物真正關心老人的作為？或者只是一時興起的時髦念頭而已？我們固然期待邁入高齡化的台灣，城市的大環境能有所改善，不用再看到老人晨間運動發生車禍、騎樓輪椅推不過去、紅綠燈秒數短得讓老人家過不完馬路、或是老人因動作遲緩，上下交通工具摔跤之類的新聞。

再務實一點，大環境改善或許需長久等待，至少自己的住家，應該要有高齡友善的環境吧？多少高齡病患無法

出院的理由，是家住在沒有電梯的公寓，衛浴沒有防跌扶手，遙控器、電話按鍵字小看不清、座倚、沙發或床的高度、硬度讓老人家生活上就是不方便。

　　目前許多醫院多由家庭醫學科或老年醫學科主導照護團隊，也盡力改善醫院環境，成為高齡友善社會醫院。但個人住家還境的改善，即便是建商推出的新屋，也都不曾對「孝親房」該有的無障礙設施，有所著墨安排。

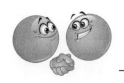

長期照護的保險制度

　　長期照護保險制度，日本於 2000 年開辦照護保險（介護保險），而日本的介護保險並非全民納保。而是 40 歲以上才納保，非全國單一保險人，是以各市町村爲保險人，不同的市町村，可以提供不同的服務，每一種服務的自付額，也會因爲被保險人的收入而有所調整，保費的負擔政府與民眾各半。

　　被保險人（民眾）如有需要介護服務時，必須先到所屬市町村主辦介護保險的櫃台提出申請，市町村主辦介護保險櫃台，接受被保險人的申請後，一方面由醫師審查並提出意見書，另方面則由市町村的老人介護保險主辦人員進行「認定調查」。

　　醫師的意見書和主辦人員的「認定調查」報告，彙整後由醫師、護理人員和社會福利人員組成委員會共同審查，確認被保險人介護照顧的需求，依老人需求分爲：

● 可獨立自主的老人

由市町村依實際情形，提供老人非介護保險項目的福利服務，比如送餐服務、簡單的日常生活照顧，諸如購物、曬棉被、除草等簡單的日常生活照顧。

● 需照顧的老人

介護照護的服務，包括養護中心、保健設施、介護醫院、居家服務（含居家訪問、居家護理、日間托老、短期寄宿服務，及福利輔具租借等）；但不同市町村可能會有不同的服務型態。

我國的長期照護保險規劃了很多年，但始終還沒有正式推出。其原因固然很多，面對來勢洶洶的老年照護需求，我們是否做好準備？綜合各方意見，有幾項建議：

照顧老人，必須站在高齡者的角度思考需求，政策制定者提出的服務模式，並不一定是老人的需求；沒有實務經驗的學者制訂政策常會有問題，要傾聽第一線工作者與民眾的心聲。

　　社會與文化對老人照顧的影響必須考量，比方說在日本的日間照顧中心，很核心的兩個服務是洗澡與吃中飯。然而在台灣似乎沒有日本的洗澡文化，這種服務模式不一定能直接移植過來。

　　醫療體系與長照體系的合作模式必須建立，在台灣無庸置疑地，長期照顧的需求起於醫療系統，當一個老人生活功能下降、無法自理自己時，家人會帶去醫院看醫師而非請社工或公所人員協助，這個情況似乎與日本有相當大的差異。因此，如果這兩個保險系統無法有效的在服務上合作，而財務上巧妙的切割，施行上恐怕問題重重，使得原本期望的全人連續性照顧，變質成互踢皮球的對立系統。同時整個長照產業的發展包括人才、設備與社會共識要儘速建立。

　　民眾對老年時的期待前三名分別是：
- **身體健康。**
- **經濟無虞。**
- **有家人相伴。**

　　常聽說：「老人生活要開心，要有老伴、老狗和老本。」政策上應如此規劃，而民眾也需共同參與協助，今天幫助別的老人，等同日後自己老了，也能身受其利：

　　全民健保照顧大家的健康，但以目前醫師著重以器官分科而言，對高齡患者的醫療照護並不適合，因為高齡者「以功能為核心」的醫療照顧，理念仍未普及，許多醫院以家庭醫學為背景，發展老年照護的專科醫師，頗符合社會需求與時代潮流，但如能在制度上更加強家庭醫師、老年醫師與其他專科合作，並落實老年個案管理與全人連續醫療，強化與長照機構的合作就更好了。

　　大家也要有高齡者照顧與家庭醫師的觀念，才能為自己尋找適當的醫療與維持健康。已開辦的國民年金保險，雖然年金給付不一定能符合每個人的需求，但比起什麼都沒有還是比上不足比下有餘，養兒防老已經不符現代社會與家庭結構現況，每個人還是應及早依自己的喜好與能力規劃養老金。

　　開辦長期照護保險，減輕家庭照顧高齡者的壓力，以保險方式來提供專業的服務看似不錯，但是長照的專

業內容是什麼？如何認證？民眾真正的需求又是什麼？
這些都考驗著我國長期照護保險的開辦，能否成功，亟
須正視並儘速研議解決。

社區化的健康促進

　　社區活動對於老人身心功能的維持，有很重要的輔助。部分社區會主動成立老人聯誼會，或以卡拉 OK 歌唱聯誼，或組運動球隊、健走、舞蹈等。很多在地的圖書館，會舉辦健康講座、音樂藝術欣賞等文康活動，或是一些由社區醫療群主動出擊的健康篩檢都是老人們可多加利用的資源。

　　如何透過政府社衛政單位、社區發展組織、社區醫療群與社區醫院，持續發展這些多元化的社區健康活動，是老人化社會很重要的課題。站在家庭醫師關心的面向，還包括所居住的社區環境是否健康？住在一起共同生活的民眾是否能夠更健康？於是，常會看到基層醫療診所，辦起健康促進活動，包括健康講座、社區健康篩檢活動等等，將正確的健康知識帶入社區，融入社區民眾生活，落實預

防保健觀念。

　　台灣目前提供老人的社區健康活動，常見的有各地關懷中心、社區大學……多由社福單位規劃與提供，健康管理與健康促進的元素欠缺整體規劃，且量能也顯不足，值得醫療界再努力。

 老人健檢

　　國內現行老人健檢為每年一次，項目包括失智症篩檢、簡式症狀量表：評估憂鬱症、焦慮症、失眠等之症狀篩檢；一般抽血檢驗、尿液檢查。依不同的套餐，可能有放射線檢查、超音波等。

　　老人健檢主要是提供老人健康檢查的機會，雖然大部分的老人，已有長期追蹤的醫師，但若是以次專科醫師為主的追蹤，有時一般其他疾病，並非其專科範圍，可能並沒有做特別追蹤。老人健檢可以提供些許幫助，但要是有一位家庭醫師，提供周全性、連續性及協調性的照護，並提供以個人為中心的健檢，不是更有保障嗎？

　　老年症候群在失智症、憂鬱症之外，其他目前尚未納

入檢查，因此家庭醫師會針對老年人的功能退化、走路速度、行動力、視力、聽力障礙、跌倒、多重用藥（≧八種用藥）、疼痛、壓瘡、失禁、失眠、營養不良等，提供篩檢、治療、轉介與追蹤。

美國預防保健工作小組（USPSTF）針對老年人健檢，特別建議篩檢項目應包括：

● **高血壓篩檢**

所有的老年人均應篩檢有無高血壓，血壓與心血管疾病具有累加之相關性，即血壓愈高，則心血管疾病之風險愈高。治療高血壓不應純粹只看血壓高低，家庭醫師會綜合考慮病人整體的心血管疾病危險因子，例如抽菸、糖尿病、血脂異常、年紀、性別、缺乏運動習慣、肥胖等等，來決定治療的方式。

● **糖尿病篩檢**

糖尿病是冠狀動脈疾病的主要危險因子之一，USPSTF 建議對於有高血壓及高血脂的老年人應作血糖的篩檢。如果病人的心血管疾病風險較高，比較能從糖尿病的篩檢，得到較多的好處。

● 血脂異常篩檢

主要目的為檢查病患血中膽固醇是否過高？因為血中膽固醇濃度，是心血管疾病的危險因子之一。篩檢的項目應包含總膽固醇、高密度脂蛋白膽固醇，至於三酸甘油脂，目前的證據無法建議或反對將之列為篩檢項目。評估心血管疾病的風險，應檢驗總膽固醇及高密度脂蛋白膽固醇，因為同時檢驗兩者對於心血管疾病危險性之敏感度及特異性較高。

● 肥胖症篩檢

臨床醫師應針對所有的成年人，篩檢有無肥胖？並針對肥胖者提供體重管理諮商以期減重。BMI 身體質量指數，與許多疾病有關，而中心性肥胖，會增加心血管以及其他疾病的風險。臨床醫師可採用腰圍做為中心性肥胖的指標。在美國，男性腰圍超過 102 公分，女性腰圍超過 88 公分，會增加心血管疾病風險。台灣的標準則是男性 90 公分，女性 80 公分。

● 大腸癌篩檢

強烈建議 50 歲以上的成年人，均應接受大腸直腸

癌篩檢。以國內衛生署國民健康局近年癌症登記報告顯示，結直腸癌在男、女性均爲發生率排名第二之癌症。一般民眾可以在 50 歲開始接受篩檢。風險較高的民眾，例如：一等親在 60 歲前被診斷爲大腸直腸癌，應該較早接受篩檢。

- **女性乳癌篩檢**

乳癌是台灣女性發生率最高的癌症，能受益於此項檢查的年齡層爲 40-70 歲一般女性。乳房攝影篩檢的好處，是可以減少死於乳癌的風險，而可能的壞處是僞陽性結果所伴隨不必要的乳房穿刺檢查。根據研究顯示，每 12-33 個月進行一次的篩檢，可以降低乳癌死亡率，目前建議乳房攝影篩檢之頻次爲每 1-2 年檢查一次。

- **女性子宮頸癌篩檢**

女性可於陰道性行爲開始後 3 年，每年接受抹片檢查。但 USPSTF 認爲只要是有性生活、而且仍有子宮頸之女性，均應持續接受子宮頸癌篩檢。

- **其他疾病篩檢**

包括女性骨質疏鬆症篩檢、視力篩檢、聽力篩檢、

憂鬱症篩檢與認知功能篩檢等。

 ## 運動很好，若有困難也要增加活動

原來有經常性運動習慣的老年人當然要保持；但因年紀所致，使關節、韌帶、軟骨退化及水分減少，而導致彈性變差，運動請注意不要過度劇烈，可能導致運動傷害。

沒有運動習慣的老人，運動時必須考量心肺功能、關節僵硬、痠痛、骨質疏鬆狀態等，這部分可請家庭醫師協助運動規劃。

運動很好，若不能運動，也要增加活動，過猶不及都不對，一般以走路為開始，若身體可承受，可慢慢漸進成快走。運動對老人家最主要生理效應包括：

- 心臟血管系統因副交感神經活性增強，增加心舒張期，心搏心博可減緩。而心搏出量增加，心肌氧合能力可增強，血壓也可下降。
- 在呼吸系統方面，可改善呼吸功能，增強呼吸肌肉力量，與幫助呼吸道黏液排出。
- 在骨骼肌肉系統方面，規律的運動，可減緩鈣質

流失，運動亦可促進肌肉蛋白的合成。

● 在新陳代謝方面，運動可促進肌肉對胰島素的敏感度，亦可增加高密度脂蛋白（HDL）的濃度。

● 在神經精神系統方面，幫助改善焦慮及憂鬱現象，刺激內因性嗎啡（β-endorphin）的產生。

● 對於痛覺的降低，也有幫助。

完善的運動處方，對老人家也很重要，包括運動型態、種類、強度、頻率與運動的持續時間。運動的型態可分為「等長性運動」，指的是運動時，肌肉壓力大，血流會停止，進行的是無氧呼吸；另一種是「等張性運動」，指的是肌肉進行有氧呼吸運動。

對老人來說，儘量選擇等張性運動，包括：騎腳踏車、快走、游泳等。而運動的強度，則希望達到運動目標心跳＝（220 －年齡）×（0.6 － 0.8）。運動頻率每週以3-5 次為宜。在持續性方面，至少要達 15-20 分鐘以上，才能產生刺激心肺功能的作用，並有助體內有氧代謝，倘若時間不夠，形成勞動，反而有害。

其實，老年人的運動處方原則，以促進健康為目標，應成為生活型態自然的一部分，包括：享受，實用，可達

成自我設定的目標，漸進式的去做，再來就是要儘量避免
運動傷害。

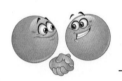

該有的疾病預防觀念

　　疾病的初級預防，在於防範疾病於未然，如流感疫苗及肺炎疫苗注射、戒菸、避免肥胖、運動、少鹽少油少糖、鈣質攝取、曬太陽以增加維他命 D。

　　其次級是疾病篩檢，如高血壓、高血糖、高血脂三高的篩檢；乳癌、子宮頸癌、大腸癌的篩檢。這些國民健康局篩檢，原則上由 40 歲開始，每兩年一次直到 69 歲。接下來是限制殘障相關神經預防，如：中風、骨關節疾病、退化性關節炎、肌腱炎、關節置換術術後等，可經由復健團隊幫忙給予復健。倘若是住院的老年病人，也希望及早關注營養、早期復健協助、避免營養不良與失用症。

　　隨著老年人年紀漸增，慢性疾病日漸增多，雖然慢性疾病無法根治，但若有相關衛教諮詢與適當處理，可以讓有慢性病老人能在生活型態上有所調整，並能更安心的接受適當醫療，不致造成更多失能。

　　老人應有的衛教諮詢，飲食與運動衛教是基本，對於有高血壓、高血脂、心血管疾病危險因子或飲食相關慢性疾病之成年人，應積極給予密集式的行為諮商。密集式的行為諮商，指的是每次晤談在 30 分鐘以上、至少 3 次以上的諮詢。可以個別或群體衛教的方式來進行，由營養師、衛教師或經訓練的基層醫師提供。

　　幫助肥胖老人減重，最有效的方法便是營養衛教及運動諮商。設法幫助老年人獲得改變飲食習慣、增加運動量的技巧，對慢性病的預防與治療相當重要。體能活動，可以增加老年人的獨立性與功能性，在安全的前提下，應鼓勵老年人多做體能活動，參與有氧運動與肌力訓練。

　　有些酗酒成性的老人，應接受酒癮篩檢及相關的行為諮商，以減少酒精濫用的情況。至於戒菸，臨床醫師常會對戒菸老人抱持悲觀的想法，認為他們要成功戒菸大不易。但事實上老年人戒菸成功的比例，與較年輕者相近。家庭醫師對每一位老年吸菸者，不管年齡及共病情況，在每次就診時，會對戒菸可行性做衛教，因為即使短時間、重複的衛教也是有效的。

　　老人跌倒發生率，會隨著老人年齡增長而增加。據統計，跌倒是我國老人事故傷害的第二大死因，跌倒後不僅會增加個案身體受傷及心理壓力，進而增加健康照護的成本。造成跌倒原因經評估為意外占多數，其次為頭暈、虛弱。預防跌倒介入方法會以運動訓練、活動安全技巧行為、環境危害因子減少，及藥物的評估來做調整。

長期照護的扶持

　　行政院政務委員薛承泰指出,如果沒有妥善的人口政策,以 2010 至 2011 年健保醫療費用成長率 1.5% 逐年推算,2025 年健保醫療費用支出將高達 2011 年的 2 倍,恐怕會拖垮政府。台灣 2011 年 65 歲以上人口,占總人口數的 10.9%,但到了 2025 年將攀升至 20.3%。

　　而高齡化社會的來臨,也將使得 2025 年的健保醫療費用成長爲 2010 年的 1.36 倍;老人的醫療費用也將攀升,占 56%。以此推估,2025 年健保財務、年金制度、長期照護等方面都將遭遇困境。

　　世界衛生組織(WHO)對於長期照護的形式,以「正式服務」來說,是指透過公共的財務機制或者組織來提供的,提供者包括政府、非政府組織等,通常是透過專業的人員提供服務。傳統的治療者在正式服務中,可說是一重

要的照護提供來源。

而「非正式服務」，則是透過核心的或廣義的家庭成員、朋友、鄰居和個人自願者來提供。以家為基礎的照顧，是在家戶中提供服務，或結合社區的資源例如：日間照護中心、家庭托顧、居家復健、居家喘息、居家服務等來提供服務。

目前我國長期照護服務中的醫療與照顧部分，主力為機構式照護，非機構式照護所提供的項目仍為少數。特別是居家照護、喘息服務、物理治療、職能治療等都極為缺乏，以致照顧者與被照顧者都承受相當程度壓力，這是未來規劃長期照護服務時，需特別強化的部分。

目前國內長照體系存在的問題包括：

● 制度分歧，基礎目標有待確立。

● 縣市照顧管理體系發展不一，服務效率與公平性備受質疑。

● 人力資源嚴重不足、跨專業間團體合作模式有待建立。

● 長期方案類型有限，服務品質機制不健全。

● 長期經費逐年上漲，健全財務制度有待建立。

隨著老年人口比例上升，我們正面臨老人與多重慢性病患者的長期照護問題。這些問題也許你我目前還不用煩惱，也或許已出現這些困擾。

要解決這些問題，並不是多蓋幾間大型醫院就可以改善，而是要將基層醫療體系發展起來，讓人人都有位可以提供整合性照護的家庭醫師，結合在地社會資源，發展在地醫療，讓民眾可以安心地在自己熟悉的社區生活，並且得到完善的健康照護。

長期照護服務體系，須由醫護團隊共同整合管理及服務提供，身居社區第一線的家庭醫師將扮演重要角色。「長期照護服務法」與「長期照護保險法」是共同建構未來長期照護體系之兩大支柱，要有妥善規劃，魄力執行，才能照顧大家將來的老年生活。

 在地老化不可少的居家護理

世界衛生組織在 2008 年估計，人類長期照護的潛在需求大約為 8-10 年之久。

　　換言之，當每一個人面臨到疾病、甚至失能，而需要別人照顧時，過程實在漫長，而照顧者的負擔也可說是相當沉重。如果想符合病患在自己家裡接受照顧的意願、達到在地老化的理想目標，「居家護理」就至為重要。家庭醫師身在醫療的第一線，能夠充分掌握社區資源，自然比較能夠提供理想的「居家護理」轉介，甚至在居家護理團隊當中，擔任重要的協調者、並提供病患定期的到宅訪視服務。

　　在台灣，「居家護理」已經納入健保給付

收案標準：

- 病人只能維持有限之自我照顧能力，即清醒時間超過 50% 以上，活動限制在床上或椅子上。
- 有明確之醫療與護理服務項目需要服務者。
- 病情穩定能在家中進行醫護措施者。

　　依照健保的規定，護理人員得視病患情形，每兩週或一個月提供訪視；醫師則是每兩個月訪視一次。

　　健保之外，各縣市的長期照顧管理中心，可提供相關

評估與服務。一般「居家護理」的服務包括：留置管路更換，如鼻胃管、尿管、氣切管等；一般人工造口及傷口之護理、照顧技巧的指導，如翻身、拍痰、抽痰、留置管路的使用與照護；營養的諮詢、關節活動或復健的指導等等。都透過經驗豐富、具備完善訓練的居家護理師，提供專業的居家護理服務，能大幅提升病患的照護品質，並且緩解照顧者的壓力。

 功能復健服務

老年人的健康狀態，不能完全以疾病來論斷，還必須包括「功能」狀態。

以腦中風的病患為例，有些病患經過積極復健，生活仍然能夠自理；有些病患卻長期臥床、需要他人照顧。因此，對於疾病或失能病患的照護，不能僅止於服藥，還應該包括積極的復健，以提升其「功能」，進而改善生活品質、提升尊嚴。

家庭醫師針對功能衰退的病患，具有相當的敏感度。透過他們的評估，能夠進一步釐清功能衰退的原因，給予

治療。如果病患有復健的需求，家庭醫師也能夠提供適當的轉介，例如：復健科醫師、居家復健等等。

如果情況許可，病患一般可以在醫療院所進行復健；如果有較嚴重的失能，可以透過各縣市的長期照顧管理中心，申請居家復健。內容主要可分為物理治療及職能治療。

物理治療

如治療性冷熱敷、電療、按摩被動關節運動、肌力及耐力訓練、運動訓練、神經肌肉誘發促進技術、平衡訓練、床上活動及轉位訓練、行走訓練及心肺功能訓練，相關輔具使用訓練、指導，及有關照護教育的諮詢。

職能治療

環境改造或諮詢，輔具的使用諮詢、製作與訓練，自我照顧、手功能、身體轉動功能訓練、認知知覺功能訓練、上肢或下肢功能訓練，副木製作與諮詢，平衡訓練，及相關照護教育諮詢。

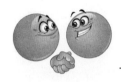

善用在地的資源喘息

　　家庭醫師提供的照護，不只是醫療專業，還包括資源的善用。對於需要接受長期照護的病人，不但能夠提供在地、即時的治療，還要能夠結合當地資源、或者轉介適當的服務體系，以嘉惠病人及其照顧者。

　　針對長期照顧病患，機構式照顧包含：護理之家(屬於護理機構)、長期照護機構、養護機構、安養機構(以上三者屬於老人福利機構)，以及榮民之家。

　　如果希望盡可能在地老化，則應該選擇社區式照顧，包含：兼顧護理、復健、營養的居家照護、送餐服務、電話問安、日間照護等服務。目前各縣市政府都設有「長期照護管理中心」，可以作為民眾洽詢相關服務的單一窗口。

　　家庭看護是居家長期照顧中重要的資源之一，如要申請家庭看護，可以先向指定醫院辦理專業評估。由醫院兩位以上醫事人員進行綜合評估，認定是否屬 24 小

時照護需求，並經巴氏量表評分後，醫院將「病症暨失能診斷證明書」等相關申請文件，寄給雇主及被照顧者現居地長期照顧管理中心，然後長照中心會先行媒合本國籍照顧服務員，如無法滿足需求，則由勞委會引進外籍看護工。

內政部社會司的老人福利網，有國內完整的老人相關社福資源，如有需要可直接查詢，網址為：http://sowf.moi.gov.tw/04/new04.asp

其他的資源還包括：病友會、照顧者支持團體、各縣市家庭照顧者關懷協會、台灣長期照護專業協會……這些來自民間的支持力量，也是病患與照顧者的重要助力。

老人在地照護，社區資源的加強與整合，刻不容緩。而家庭醫師可協調醫療資源與社福資源之結合與善用。迎接高齡化社會，家庭醫師扮演著提供全人全家全社區照顧，擁有家庭醫師，在台灣內、外、婦、兒、急診醫護如山倒的就醫環境下，是大家要懂得自我保護的基本權益。

你，有家庭醫師了嗎？

趕快想想，

誰？是你與家人的第一線醫師？

國家圖書館出版品預行編目(CIP)資料

誰？是你的第一線醫師 / 邱泰源作.-- 初版.--
臺北市：大塊　文化，2012.12
　面；　公分.--（care ; 23）
ISBN 978-986-213-391-0（平裝）

　1.健康照護體系 2.家庭醫學

419. 56　　　　　　　　　　　　　101022659

CARE

Good Care ,
Good Living

CARE
Good Care ,
Good Living